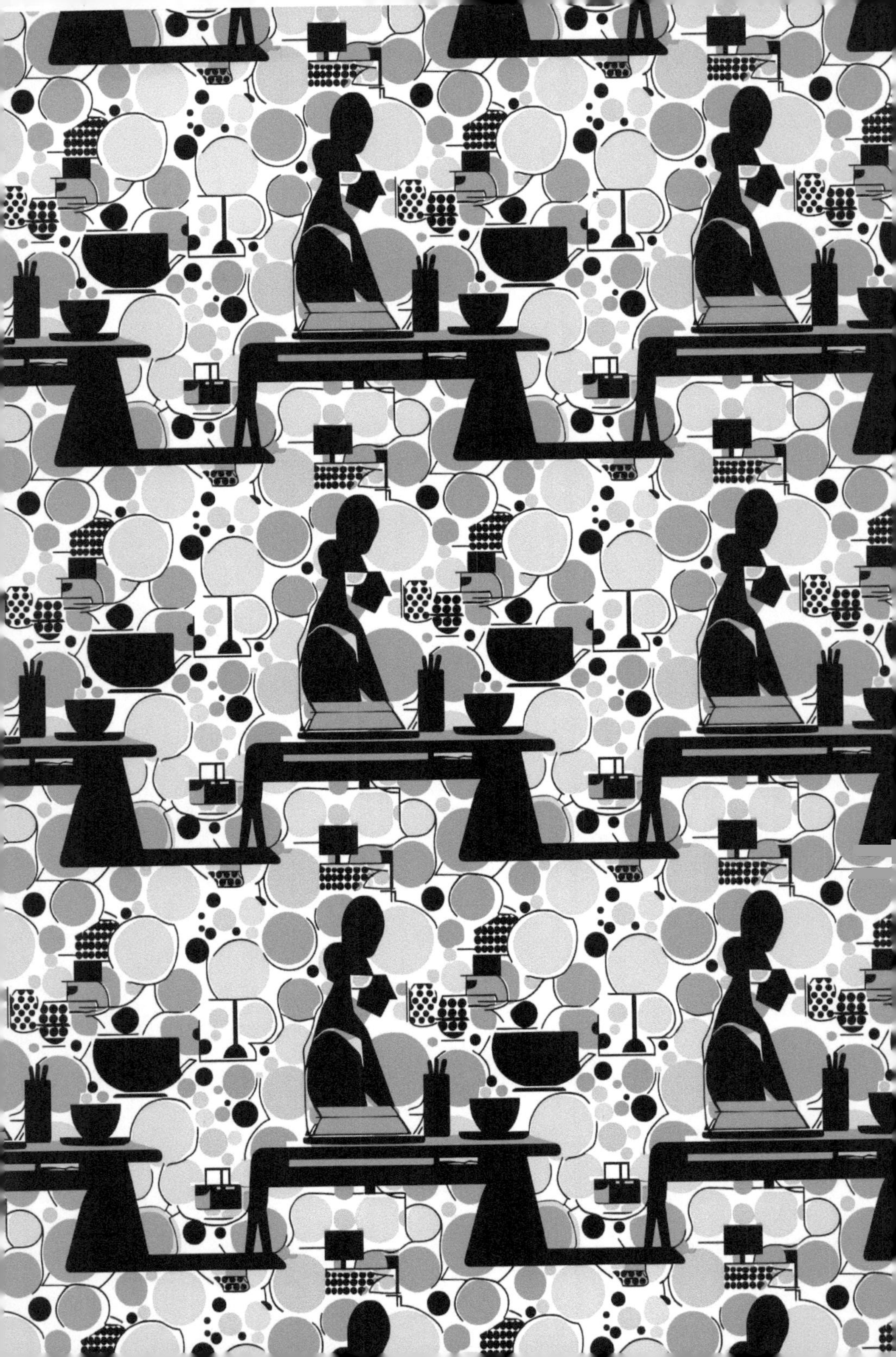

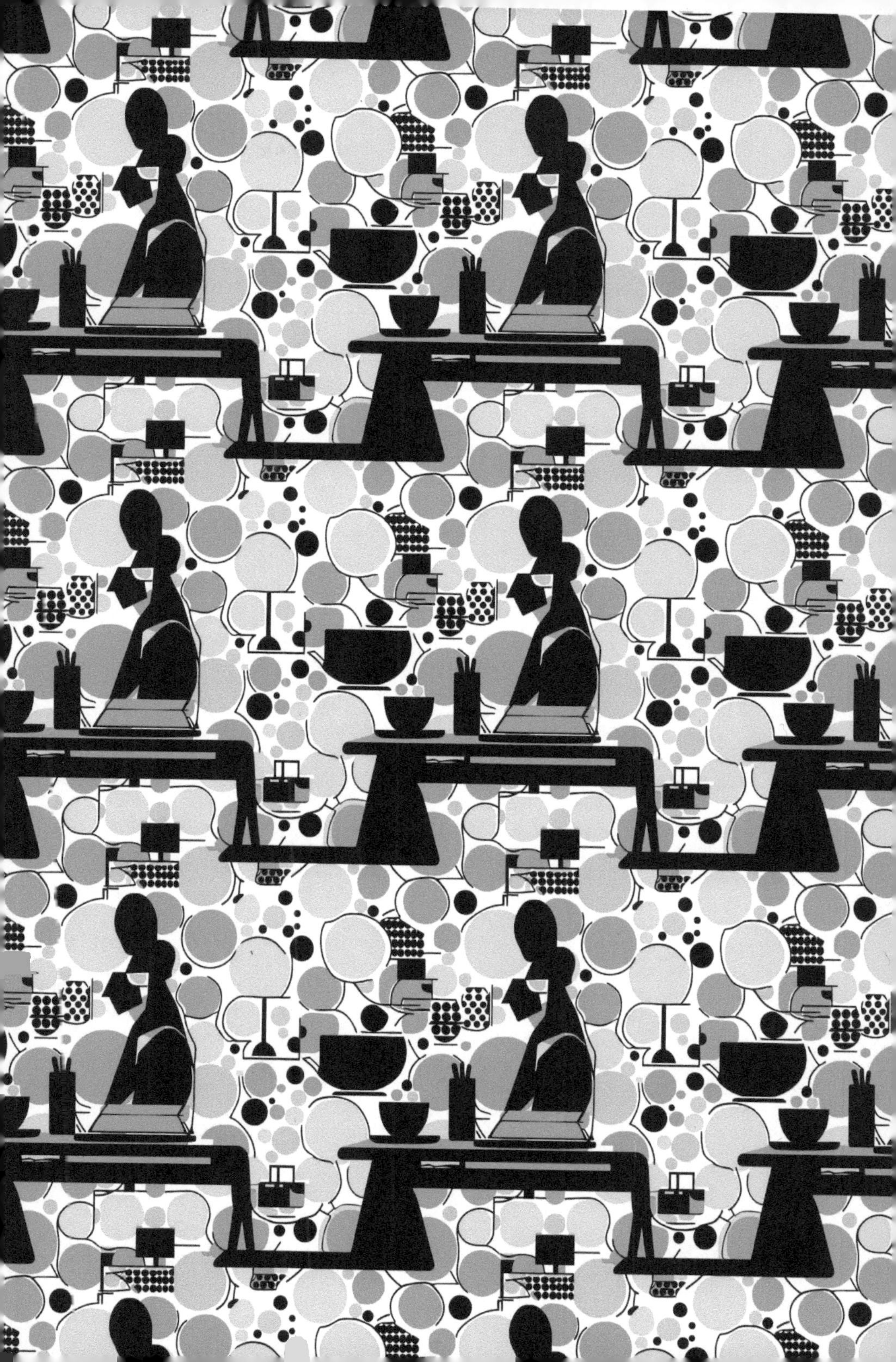

Impressão legal

Saage Media GmbH
c/o SpinLab – The HHL Accelerator
Spinnereistraße 7
04179 Leipzig, Germany
E-Mail: contact@SaageMedia.com
Web: www.SaageMedia.com
Commercial Register: Local Court Leipzig, HRB 42755 (Handelsregister: Amtsgericht Leipzig, HRB 42755)
Managing Director: Rico Saage (Geschäftsführer)
VAT ID Number: DE369527893 (USt-IdNr.)

Editora: Saage Media GmbH
Publicação: 02.2025
Design da capa: Saage Media GmbH
ISBN Capa mole (pt): 978-3-384-53046-2
ISBN Ebook (pt): 978-3-384-53047-9

Legal / Avisos

Os links externos e referências às fontes listados neste livro foram verificados no momento da publicação. O autor não tem influência sobre os designs e conteúdos atuais e futuros das páginas vinculadas. O fornecedor do site vinculado é o único responsável por conteúdos ilegais, incorretos ou incompletos, bem como por danos decorrentes do uso ou não uso das informações, não quem se refere à respectiva publicação através de links. Todas as fontes externas utilizadas estão listadas na bibliografia. Apesar do cuidadoso controle de conteúdo, não assumimos responsabilidade pelo conteúdo de fontes externas. Os operadores das fontes citadas são os únicos responsáveis pelo seu conteúdo. Imagens e fontes de terceiros são marcadas como tal. A reprodução, processamento, distribuição e qualquer tipo de exploração fora dos limites dos direitos autorais requerem o consentimento por escrito do respectivo autor ou criador.
Este livro foi traduzido do alemão. Desvios do original ou erros de tradução não podem ser completamente descartados. Todas as fontes citadas no livro estão disponíveis em inglês. Não nos responsabilizamos por quaisquer imprecisões ou mal-entendidos de conteúdo que possam surgir através da tradução.
Os dados nos diagramas que não estão explicitamente marcados com uma fonte não são baseados em estudos, mas são suposições não vinculativas para melhor visualização.
Este livro foi criado usando Inteligência Artificial (IA) e outras ferramentas. Entre outras coisas, foram utilizadas ferramentas para pesquisa, escrita/edição e geração de ilustrações decorativas. Apesar do controle, os erros não podem ser completamente descartados. Gostaríamos de enfatizar que o uso de IA serve como uma ferramenta de suporte para proporcionar aos nossos leitores uma experiência de leitura de alta qualidade e inspiradora.

As referências e citações contidas neste livro foram cuidadosamente pesquisadas e reproduzidas em seu sentido. A interpretação e apresentação do conteúdo citado reflete a visão do autor e não necessariamente corresponde à intenção ou opinião dos autores originais. Em citações contextuais, as principais declarações das fontes originais foram incorporadas ao contexto desta obra de acordo com o melhor conhecimento e consciência, mas podem diferir das formulações e nuances de significado originais devido à transferência e simplificação. Todas as fontes utilizadas estão listadas completamente na bibliografia e podem ser consultadas no original. A responsabilidade pela interpretação e incorporação contextual do conteúdo citado é do autor deste livro. Para questões científicas e informações detalhadas, recomenda-se consultar as fontes originais. O autor se esforçou para apresentar assuntos científicos complexos de forma compreensível. Simplificações e generalizações não podem ser excluídas. Nenhuma garantia pode ser dada quanto à precisão técnica e completude das apresentações simplificadas. A reprodução contextual de citações e descobertas científicas é feita conscienciosamente em conformidade com o direito de citação de acordo com § 51 da Lei de Direitos Autorais e todas as disposições relevantes de direitos autorais de outros países. Na simplificação, transferência e possível tradução de conteúdo científico para uma linguagem geralmente compreensível, nuances de significado e detalhes técnicos podem ser perdidos. O autor não reivindica direitos sobre as obras citadas e respeita todos os direitos autorais dos autores originais. Se for identificado um uso não autorizado, o autor solicita notificação para tomar as medidas apropriadas. Para fins acadêmicos e uso como referência científica, recomenda-se expressamente recorrer às fontes originais. A apresentação simplificada serve exclusivamente para informação científica popular. As informações contidas neste livro sobre o tema TDAH em adultos, incluindo o auto-teste, as estratégias de gerenciamento e as sugestões de terapia, foram cuidadosamente pesquisadas e verificadas. No entanto, erros não podem ser completamente excluídos. Os auto-testes e ferramentas de terapia apresentados não substituem um diagnóstico ou tratamento médico profissional. Em caso de suspeita de TDAH, é imprescindível consultar um especialista ou psicoterapeuta. As estratégias de auto-gestão descritas devem ser entendidas como um suporte complementar. A implementação dos métodos e estratégias apresentados ocorre por conta e risco do usuário. Não se assume responsabilidade por eventuais desvantagens ou danos resultantes das orientações fornecidas. Devido ao contínuo desenvolvimento na pesquisa sobre TDAH, as descobertas científicas e as recomendações de tratamento podem ter mudado desde a impressão. Todos os nomes de marcas, denominações de produtos e métodos de terapia são propriedade de seus respectivos detentores de direitos. As referências a estudos científicos e literatura especializada podem ser encontradas no apêndice do livro. As estratégias apresentadas para o cotidiano profissional devem ser entendidas como recomendações gerais. Sua aplicabilidade deve ser verificada no contexto de trabalho individual. Em questões trabalhistas relacionadas ao TDAH, deve-se buscar aconselhamento jurídico.

Bendis Saage

TDAH em Adultos: Guia Prático para Diagnóstico e Tratamento

Estratégias eficazes para organização, trabalho, terapia e gestão emocional na vida adulta

78 Fontes
44 Diagramas
71 Imagens
7 Ilustrações

Queridos leitores,

agradecemos de coração por terem escolhido este livro. Com a vossa escolha, não só nos deram a vossa confiança, mas também parte do vosso precioso tempo. Agradecemos muito.

ADHD na idade adulta afeta cerca de 2-4% de todos os trabalhadores - muitas vezes sem que eles saibam. Este livro técnico orientado para a prática oferece um caminho estruturado através dos desafios do ADHD na vida profissional e pessoal. Desde a primeira avaliação de suspeita até abordagens terapêuticas comprovadas e estratégias concretas para o dia a dia no trabalho, todos os aspectos relevantes são abordados. Com o teste de autoavaliação integrado, ferramentas práticas de organização e métodos testados de autogerenciamento, os afetados podem utilizar suas forças pessoais de forma direcionada e contornar elegantemente armadilhas típicas. A atenção especial é dada à integração bem-sucedida no local de trabalho por meio de estratégias de comunicação e trabalho adaptadas. Este livro une conhecimento técnico atual com soluções práticas para uma vida bem-sucedida com ADHD. Descubra agora como transformar seus desafios relacionados ao ADHD em oportunidades.

Este guia fornece informações compreensíveis e práticas sobre um tópico complexo. Graças a ferramentas digitais desenvolvidas internamente que também utilizam redes neurais, pudemos realizar pesquisas extensivas. O conteúdo foi estruturado de forma ideal e desenvolvido até a versão final para fornecer uma visão geral bem fundamentada e facilmente acessível. O resultado: você obtém uma visão abrangente e se beneficia de explicações claras e exemplos ilustrativos. O design visual também foi otimizado por meio deste método avançado para que você possa captar e usar as informações rapidamente.

Nos esforçamos pela máxima precisão, mas agradecemos qualquer indicação de possíveis erros. Visite nosso site para encontrar as últimas correções e adições a este livro. Estas também serão incorporadas em edições futuras.

Esperamos que goste de ler e descubra coisas novas! Se tiver sugestões, críticas ou perguntas, aguardamos seu feedback. Somente através da troca ativa com vocês, leitores, as futuras edições e obras poderão se tornar ainda melhores. Mantenha-se curioso!

Bendis Saage

Saage Media GmbH - Equipe

- www.SaageBooks.com/pt
- support@saagemedia.com
- Spinnereistraße 7 - c/o SpinLab – The HHL Accelerator, 04179 Leipzig, Germany

Acesso rápido ao conhecimento

Para garantir uma experiência de leitura ideal, gostaríamos de familiarizá-lo com as principais características deste livro:

- **Estrutura Modular:** Cada capítulo é independente e pode ser lido separadamente dos outros.
- **Pesquisa Aprofundada:** Todos os capítulos são baseados em pesquisa minuciosa e são apoiados por referências científicas. Os dados mostrados nos diagramas servem para melhor visualização e são baseados em suposições, não nos dados fornecidos nas fontes. Uma lista abrangente de fontes e créditos de imagem pode ser encontrada no apêndice.
- **Terminologia Clara:** Termos técnicos sublinhados são explicados no glossário.
- **Resumos dos Capítulos:** No final de cada capítulo, você encontrará resumos concisos que fornecem uma visão geral dos pontos principais.
- **Recomendações Concretas:** Cada subcapítulo conclui com uma lista de conselhos específicos para ajudá-lo a colocar em prática o que aprendeu.

Materiais bônus adicionais em nosso site

Em nosso site, planejamos disponibilizar os seguintes materiais exclusivos:

- Conteúdo bônus e capítulos adicionais
- Um resumo geral compacto
- Uma versão em radionovela. (Em planejamento)

O site está atualmente em construção.

www.SaageBooks.com/pt/tdah_em_adultos-bonus-6KV76U

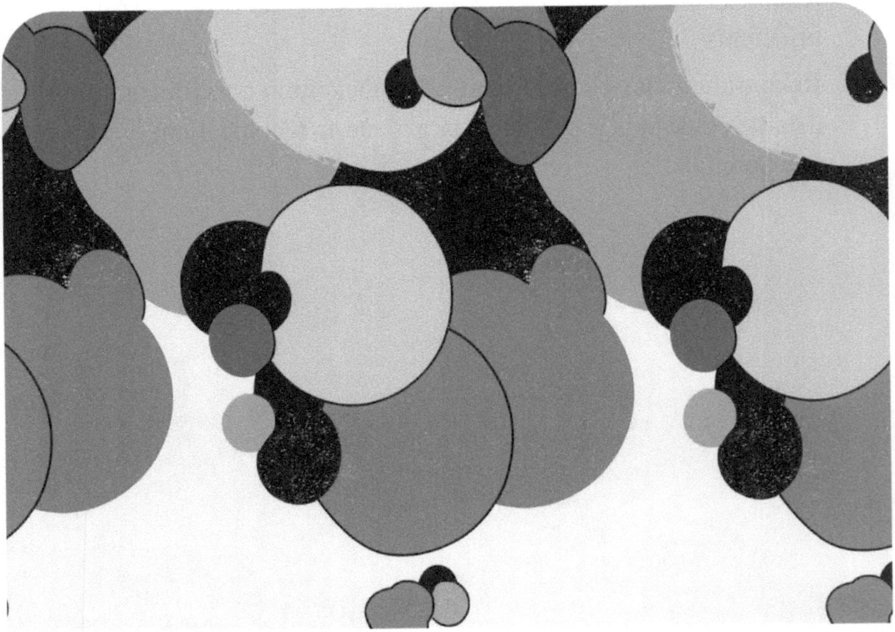

Índice

- 2. Integração profissional
  - 2. 1 Organização do local de trabalho
    - Organização espacial
    - Estruturação temporal
    - Minimização da distração
  - 2. 2 Comunicação no ambiente de trabalho
    - Conversas com superiores
    - Trabalho em equipe
    - Resolução de conflitos
  - 2. 3 Otimização de desempenho
    - Distribuição de tarefas orientada para os pontos fortes
    - Medidas de promoção da concentração
    - Gestão de projetos bem-sucedida

- 4. Lidando com o dia a dia
    - 4. 1 Organização doméstica
        - Planejamento de tarefas
        - Sistemas de organização
        - Desenvolvimento de rotina
    - 4. 2 Gestão de relacionamento
        - Comunicação conjugal
        - Interação familiar
        - Contatos sociais
    - 4. 3 Gestão do lazer
        - Planejamento de atividades
        - Promoção de interesses
        - Períodos de descanso

1. Diagnóstico e Autoconhecimento

Como reconhecer se as próprias dificuldades de concentração e problemas de organização são realmente atribuíveis ao TDAH? O caminho para a clareza passa por uma avaliação sistemática do próprio comportamento e uma investigação médica fundamentada. Enquanto algumas pessoas vivem durante anos com a suspeita de ter TDAH, muitas vezes hesitam em dar o passo decisivo em direção ao diagnóstico profissional. A análise minuciosa dos próprios padrões de comportamento forma a base para qualquer passo de desenvolvimento subsequente. Neste capítulo, exploramos o processo que vai das primeiras intuições ao conhecimento seguro.

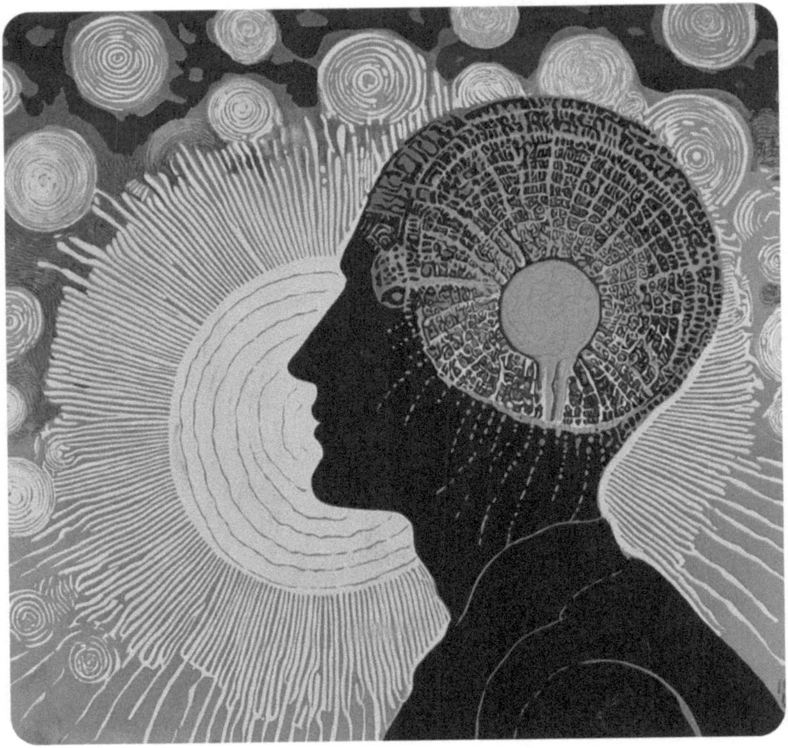

1. 1 Diagnóstico profissional

Um diagnóstico profissional de TDAH na idade adulta é complexo e requer mais do que apenas a coleta de sintomas atuais. A exclusão de outras causas médicas ou psicológicas, a análise de comportamentos problemáticos na infância e métodos de teste objetivos desempenham um papel crucial. Essa abordagem multifacetada é necessária para reconhecer as manifestações muitas vezes sutis e individuais do TDAH e evitar diagnósticos incorretos. Continue lendo para entender em detalhes as etapas do diagnóstico profissional.

Um diagnóstico abrangente de TDAH requer a combinação de dados objetivos de testes médicos e neuropsicológicos com relatos subjetivos dos sintomas a partir de perspectivas próprias e de terceiros, a fim de excluir outras condições e obter uma imagem completa das limitações individuais.

Exames médicos

Exames médicos desempenham um papel importante no diagnóstico do TDAH, com foco na exclusão de outras causas médicas para os sintomas observados [s1]. Problemas de tireoide, distúrbios do sono ou doenças neurológicas podem causar sintomas semelhantes ao TDAH. Um exame físico completo, possivelmente complementado por exames de sangue ou um EEG (eletroencefalograma), ajuda a excluir tais condições [s2]. Portanto, o exame médico serve para o diagnóstico diferencial. Ele fornece informações importantes para garantir que os sintomas sejam realmente atribuídos ao TDAH e não a outra causa médica. Além do exame físico, também podem ser considerados testes neuropsicológicos [s3]. Embora esses testes não forneçam um diagnóstico definitivo de TDAH, podem oferecer informações adicionais sobre funções cognitivas, como atenção, memória e funções executivas [s1]. Assim, testes neuropsicológicos podem ajudar a determinar a extensão e a natureza da deficiência em um paciente com dificuldades de concentração. No entanto, os resultados desses testes devem ser interpretados no contexto da avaliação clínica geral e não devem ser usados como único critério de diagnóstico. A combinação de medidas subjetivas e objetivas aumenta a precisão diagnóstica [s4]. Medidas subjetivas, como entrevistas clínicas

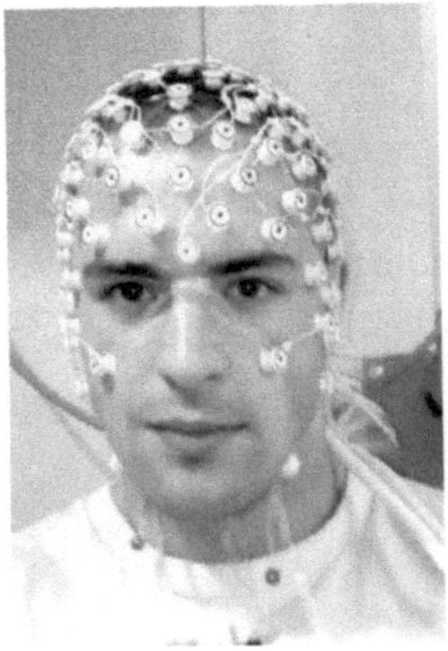

Eletroencefalograma [i1]

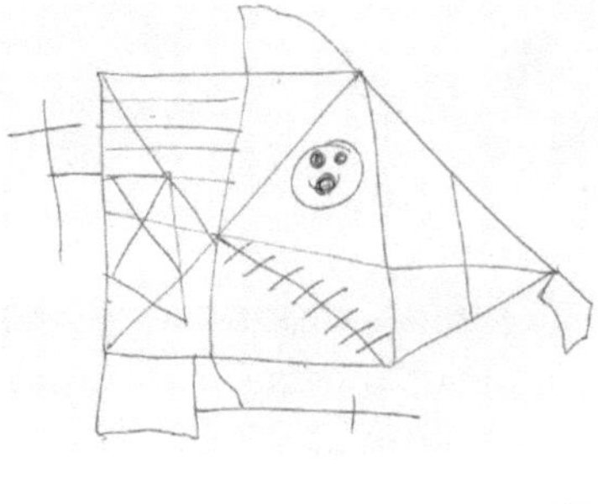

Testes neuropsicológicos [i2]

e questionários, capturam as experiências e percepções pessoais do paciente e de seu ambiente [s3]. Medidas objetivas, como testes neuropsicológicos, fornecem informações baseadas em dados sobre o desempenho cognitivo. A combinação de ambas as abordagens cria uma imagem mais abrangente que apoia o diagnóstico de TDAH.

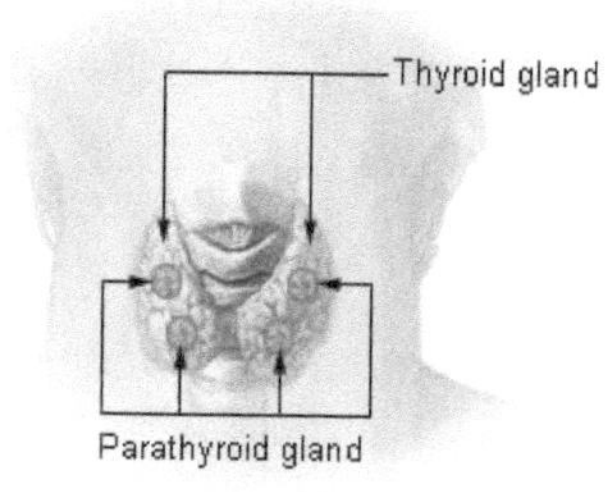

Tireoide [i3]

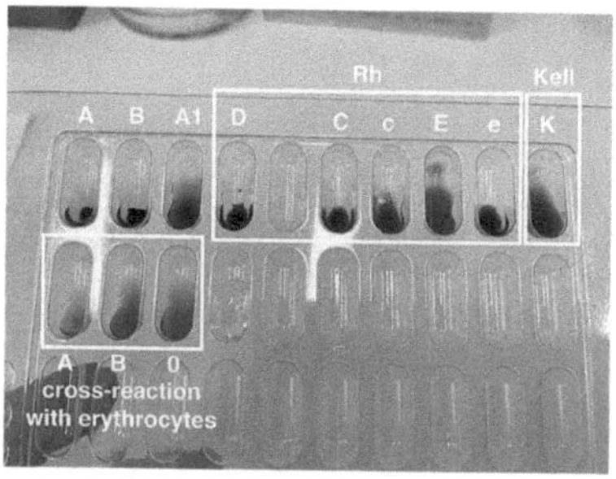

Exame de sangue [i4]

Bom saber

EEG (eletroencefalograma)

Um EEG é um método para medir a atividade elétrica do cérebro. No contexto do diagnóstico do TDAH, um EEG pode ajudar a excluir outras doenças neurológicas que podem causar sintomas semelhantes ao TDAH. No entanto, não serve para o diagnóstico direto do TDAH.

Testes neuropsicológicos

Testes neuropsicológicos avaliam funções cognitivas como atenção, memória e funções executivas. Eles podem fornecer pistas valiosas no diagnóstico do TDAH, destacando forças e fraquezas específicas no perfil cognitivo. Essas informações ajudam a precisar o diagnóstico e a adaptar a terapia individualmente.

Gravidade dos Sintomas de TDAH ao Longo do Tempo

Ilustra o impacto potencial da terapia nos sintomas de TDAH.

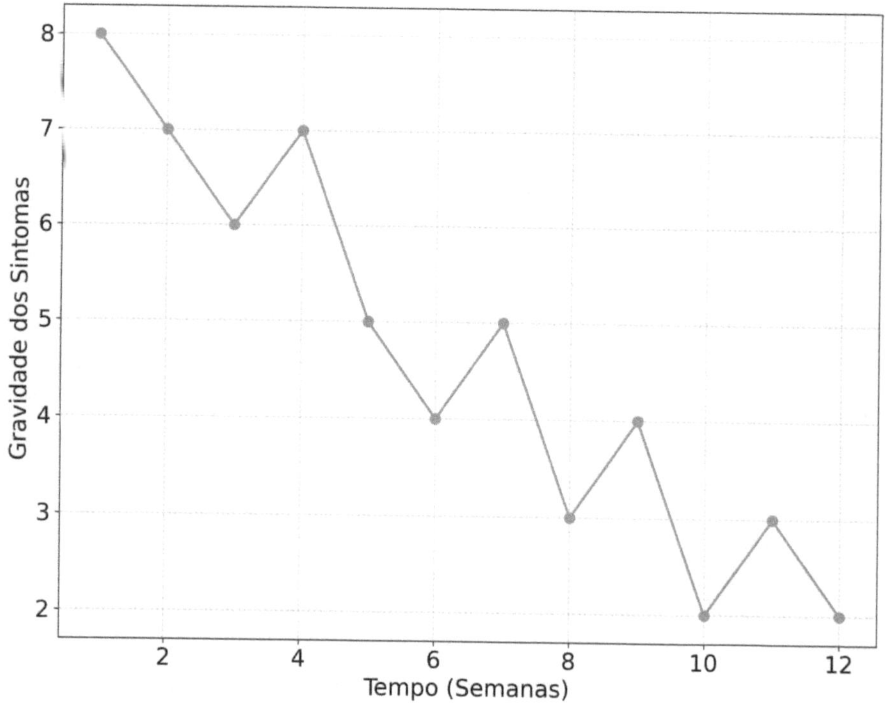

O gráfico mostra uma tendência geral de queda na gravidade dos sintomas, sugerindo uma resposta positiva ao tratamento. No entanto, as flutuações destacam a natureza complexa do TDAH e a possibilidade de necessidade de ajustes na abordagem terapêutica ao longo do tempo.

Procedimentos de Testes Psicológicos

Os procedimentos de testes psicológicos constituem um componente importante no diagnóstico de TDAH em adultos. Eles complementam o exame médico e fornecem valiosas percepções sobre as funções cognitivas e o comportamento. Diferentes métodos de teste são utilizados, que se diferenciam em seus focos. Questionários, como escalas de autoavaliação e avaliação por terceiros, capturam experiências subjetivas com os sintomas do TDAH. Um questionário de autoavaliação captura a percepção do próprio afetado, enquanto na avaliação por terceiros, familiares ou amigos documentam suas avaliações [s5]. Essas diferentes perspectivas fornecem uma imagem mais abrangente. Por exemplo, dificuldades de concentração no ambiente de trabalho podem ser percebidas mais claramente por colegas, enquanto as dificuldades em organizar a casa são mais frequentemente relatadas pelo parceiro. Os neuropsychologische_tests, por outro lado, fornecem dados objetiváveis sobre o desempenho cognitivo. Eles avaliam, entre outros, atenção, memória de trabalho, controle de impulsos e capacidade de planejamento. Esses testes podem ajudar a identificar déficits específicos relacionados ao TDAH. Um exemplo é o teste de Stroop, que mede a capacidade de inibir reações automáticas e demonstrar flexibilidade cognitiva. Os resultados dos procedimentos de testes psicológicos devem sempre ser considerados no contexto geral do diagnóstico. A combinação de relatos subjetivos e resultados de testes objetivos, juntamente com a anamnese médica, permite uma avaliação diferenciada e contribui para uma decisão diagnóstica fundamentada [s6]. Instrumentos de triagem validados, utilizados por profissionais com a devida expertise, apoiam a identificação do TDAH em adultos [s7] [s8].

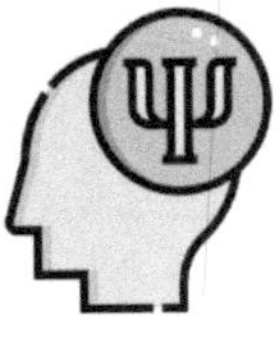

Rojo Verde Morado
Marrón Azul Rojo

Morado Rojo Marrón
Rojo Verde Azul

Teste de Stroop [i5]

Bom saber

Funções Cognitivas

Funções cognitivas descrevem as habilidades mentais que nos permitem receber, processar e aplicar informações. No TDAH, funções cognitivas como atenção, memória e capacidade de planejamento podem estar comprometidas. Portanto, uma investigação detalhada dessas funções é importante para o diagnóstico.

Instrumentos de Triagem Validados

Instrumentos de triagem validados são questionários ou testes padronizados desenvolvidos para identificar o TDAH em adultos. Eles servem como um primeiro passo no processo diagnóstico e ajudam a identificar pessoas que podem se beneficiar de uma avaliação diagnóstica mais abrangente. No entanto, os resultados de uma triagem sozinhos não são suficientes para um diagnóstico definitivo.

Resultados da Avaliação de TDAH

Comparação de diferentes pontuações de avaliação

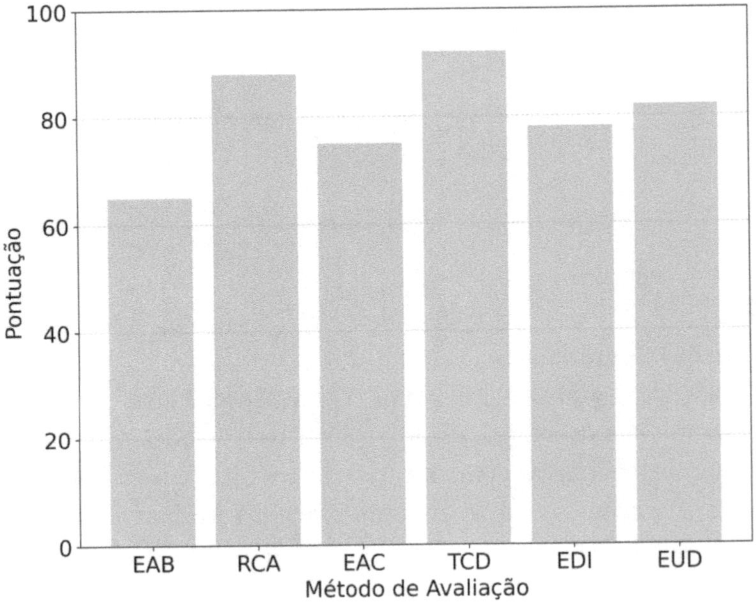

EAB: EAB-3: Autoavaliação

EDI: Entrevista Diagnóstica

RCA: RCA-A

EAC: EAC-S:L

EUD: Escala de Avaliação de Utah de Wender

TCD: Teste de Desempenho Contínuo

Os resultados indicam uma elevação significativa nas pontuações de desatenção e hiperatividade/impulsividade, sugerindo uma forte probabilidade de TDAH. Embora exista alguma variabilidade entre as medidas, o padrão geral apoia a hipótese diagnóstica. A pontuação ligeiramente inferior na medida de autorrelato pode refletir discrepâncias entre a autopercepção e o comportamento observado, destacando a importância da utilização de múltiplos métodos de avaliação.

Documentação da Sintomatologia

Uma documentação abrangente da sintomatologia é essencial para o diagnóstico de TDAH em adultos. Ela inclui tanto a coleta de queixas atuais quanto a análise retrospectiva de comportamentos problemáticos na infância [s9] [s10]. Entrevistas semi-estruturadas, nas quais se pergunta especificamente sobre sintomas de desatenção, hiperatividade e impulsividade, formam a base [s10]. Além disso, questionários de autoavaliação, que quantificam a gravidade dos sintomas, fornecem informações adicionais [s10]. A manifestação dos sintomas em pelo menos duas áreas da vida, como trabalho e família, é relevante para o diagnóstico [s11]. Não apenas a percepção subjetiva do afetado, mas também relatos de terceiros, como familiares ou colegas de trabalho, que descrevem os sintomas de sua perspectiva, contribuem para uma imagem completa [s12]. Por exemplo, um colega de trabalho pode avaliar melhor os efeitos da desatenção no contexto profissional do que a própria pessoa afetada. A documentação também deve considerar aspectos de gênero, uma vez que o TDAH pode se manifestar de maneira diferente em mulheres do que em homens [s12]. Mecanismos de compensação que os afetados desenvolveram ao longo dos anos para mascarar a sintomatologia também devem ser considerados, a fim de obter uma imagem o mais autêntica possível das limitações [s12]. A coleta sistemática dos sintomas por meio de instrumentos padronizados – incluindo escalas de avaliação específicas – permite uma avaliação objetiva da gravidade e apoia o diagnóstico [s9]. É especialmente importante diferenciar de outros transtornos mentais, uma vez que os sintomas do TDAH também podem ocorrer em outros quadros clínicos [s9]. Somente quando os sintomas não podem ser explicados por outro transtorno psiquiátrico, o diagnóstico de TDAH é justificado [s9]. A coleta retrospectiva dos sintomas na infância pode ser realizada por meio do uso de escalas de autoavaliação validadas e por conversas com familiares ou pessoas significativas da infância [s11] [s9]. No entanto, a lembrança dos sintomas da infância pode ser difícil, portanto, é útil perguntar sobre exemplos concretos da época escolar ou do ambiente familiar [s11]. A combinação de relatos próprios e de terceiros, questionários padronizados e uma anamnese detalhada permite uma avaliação diferenciada e forma a base para uma decisão diagnóstica fundamentada.

Bom saber

Entrevistas semi-estruturadas

Entrevistas semi-estruturadas oferecem uma estrutura de conversa flexível, permitindo ao diagnosticador abordar particularidades individuais e, ao mesmo tempo, cobrir todos os aspectos relevantes da sintomatologia do TDAH. Elas possibilitam uma exploração detalhada das experiências e desafios individuais relacionados ao TDAH.

Instrumentos padronizados

Instrumentos padronizados, como escalas de avaliação específicas ou testes, permitem uma medição objetiva e comparável dos sintomas do TDAH. Eles ajudam a avaliar a gravidade do transtorno e a garantir o diagnóstico. O uso de instrumentos padronizados contribui para a qualidade e validade do diagnóstico.

Questionários de autoavaliação

Questionários de autoavaliação são questionários padronizados que são preenchidos pelos próprios afetados. Eles capturam a percepção subjetiva dos sintomas do TDAH e fornecem dados quantitativos sobre sua gravidade. Esses questionários ajudam a avaliar a gravidade dos sintomas e a acompanhar o progresso do tratamento.

Frequência dos Sintomas de TDAH

Frequência dos sintomas de TDAH em adultos.

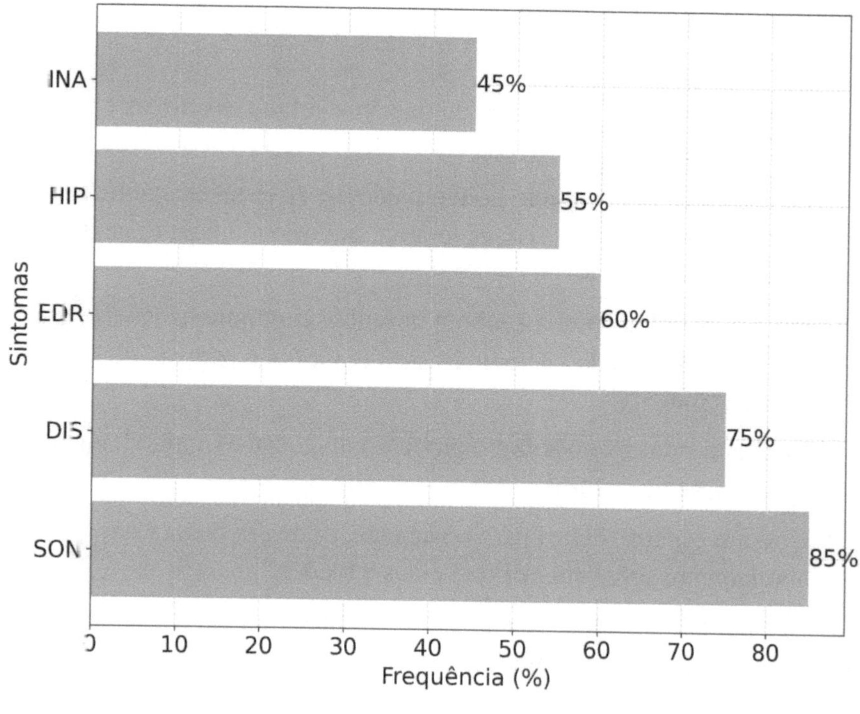

DIS: Disfunção Executiva

EDR: Desregulação Emocional

HIP: Hiperatividade/Impulsividade

INA: Desatenção

SON: Distúrbios do Sono

O gráfico destaca a prevalência variável dos sintomas de TDAH, sendo a desatenção e a hiperatividade/impulsividade os mais comumente relatados. A desregulação emocional, embora menos frequente do que os sintomas principais, ainda afeta uma parte significativa dos indivíduos e ressalta a importância de uma abordagem diagnóstica abrangente.

Conselhos concretos

- Integre ativamente a autoexperiência do paciente no processo diagnóstico.
- Peça ao paciente que mantenha um diário sobre seus sintomas e seus impactos.
- Analise junto com o paciente padrões e gatilhos recorrentes em seu cotidiano.
- Inclua a percepção subjetiva do paciente sobre suas forças e recursos no diagnóstico.
- Desenvolva, em conjunto com o paciente, critérios de medição individuais para o sucesso da terapia, que vão além de escalas padronizadas.
- Utilize métodos criativos, como desenhos ou dramatizações, para facilitar o acesso do paciente às suas emoções e padrões de comportamento.
- Reflita regularmente sobre o processo diagnóstico com o paciente e ajuste-o, se necessário.
- Crie um espaço seguro para o paciente, onde ele possa falar abertamente sobre suas dificuldades e medos.
- Considere o diagnóstico não como um processo encerrado, mas como uma troca dinâmica entre você e o paciente.
- Incentive o paciente a participar ativamente do diagnóstico e a trazer suas próprias perguntas.
- Não confie exclusivamente em testes padronizados, mas desenvolva uma abordagem diagnóstica individual.
- Inclua, se necessário, outros profissionais, como terapeutas ocupacionais ou assistentes sociais, no processo diagnóstico.
- Documente todo o processo diagnóstico de forma transparente e compreensível.

1. 2 Autoavaliação estruturada

A autoavaliação estruturada é um passo importante para o diagnóstico de TDAH. Ela permite reconhecer e analisar padrões de comportamento que muitas vezes passam despercebidos no dia a dia. No entanto, essa auto-observação sistemática apresenta desafios: percepções subjetivas e distorções inconscientes podem influenciar o resultado. Além disso, a diversidade dos sintomas de TDAH dificulta uma atribuição clara. Ganhe clareza sobre suas forças e fraquezas individuais – a base para um diagnóstico e terapia bem-sucedidos.

A autoavaliação estruturada em TDAH requer tanto a perspectiva própria quanto a de terceiros, a fim de revelar pontos cegos e obter uma visão abrangente dos próprios padrões de comportamento.

Observação do Comportamento

A observação do comportamento é um componente importante na autoavaliação do TDAH na idade adulta. Ela permite um olhar mais detalhado sobre padrões de comportamento que frequentemente passam despercebidos no cotidiano. Através da observação direcionada, podem ser reconhecidos e documentados sinais sutis que podem indicar TDAH. Não se trata apenas da confirmação de sintomas suspeitos, mas também da identificação de manifestações e forças individuais. Isso pode significar, concretamente, fazer anotações sobre comportamentos típicos no cotidiano durante um período definido (entre outras coisas, uma semana). Vários aspectos podem ser considerados: concentração (quanto tempo consigo me concentrar em uma tarefa?), impulsividade (interrompo os outros com frequência?), organização (esqueço compromissos ou perco objetos importantes?) e regulação emocional (reajo de forma excessivamente emocional a certas situações?). Esta coleta sistemática de dados comportamentais oferece uma base valiosa para o diagnóstico e planejamento terapêutico. No entanto, a autoobservação não está isenta de possíveis distorções. A percepção própria pode ser influenciada por sensações subjetivas e crenças existentes [s13]. Portanto, é aconselhável incluir também a perspectiva de outras pessoas. Observações de familiares, amigos ou colegas que conhecem bem a pessoa afetada podem fornecer complementos valiosos. Esta observação externa pode ajudar a revelar pontos cegos na auto percepção e a obter uma imagem mais abrangente do comportamento. A combinação de auto e observação externa aumenta a precisão da avaliação e pode, assim, levar a um diagnóstico mais preciso [s13]. É importante que a pessoa entrevistada esteja informada sobre o propósito da observação e dê seu consentimento. A observação deve se concentrar em comportamentos concretos e ser documentada de forma imparcial. Os resultados da observação externa devem ser comparados e discutidos em conjunto com as próprias observações. Essa troca pode levar a uma compreensão mais profunda dos próprios padrões de comportamento e ajuda a avaliar melhor a relevância dos sintomas observados para um possível diagnóstico de TDAH. Embora a auto e a observação externa forneçam dados clinicamente relevantes sobre problemas de atenção em adultos, elas não são suficientes por si só para diferenciar o TDAH de outros transtornos mentais [s13]. A observação do próprio comportamento e a solicitação de observações externas são ferramentas valiosas no contexto de uma autoavaliação estruturada. Elas oferecem a oportunidade de perceber e analisar conscientemente padrões de comportamento. Os dados coletados podem então servir como base para etapas diagnósticas adicionais e ajudar a desenvolver uma compreensão abrangente das próprias forças e fraquezas. A integração de ambas as perspectivas, auto e percepção externa, contribui para obter uma imagem diferenciada e apoiar o processo de diagnóstico [s13]. No entanto, a observação sozinha não é suficiente para um diagnóstico, mas é um componente de um processo diagnóstico abrangente.

Bom saber

Sistemática

Uma coleta sistemática de dados comportamentais no contexto da autoobservação envolve o registro estruturado e regular de observações, por exemplo, com a ajuda de um diário ou aplicativo.

Observação Externa

A observação externa significa que outra pessoa, por exemplo, um parceiro ou amigo, observa o comportamento da pessoa afetada e descreve suas impressões. Isso pode ajudar a reconhecer pontos cegos na auto percepção.

Planejamento Terapêutico

O planejamento terapêutico para TDAH considera as necessidades individuais e abrange várias abordagens de tratamento, como psicoeducação, terapia comportamental e medicamentos.

Subjetiva

Sensações subjetivas são percepções e sentimentos pessoais que podem influenciar a autoobservação, por exemplo, através do próprio humor ou expectativas.

Sutis

Sinais sutis de TDAH são difíceis de reconhecer e podem se manifestar, por exemplo, em leve distração ou problemas de organização.

Padrões Comportamentais em TDAH Adulto

Frequência, intensidade e duração de comportamentos relacionados ao TDAH.

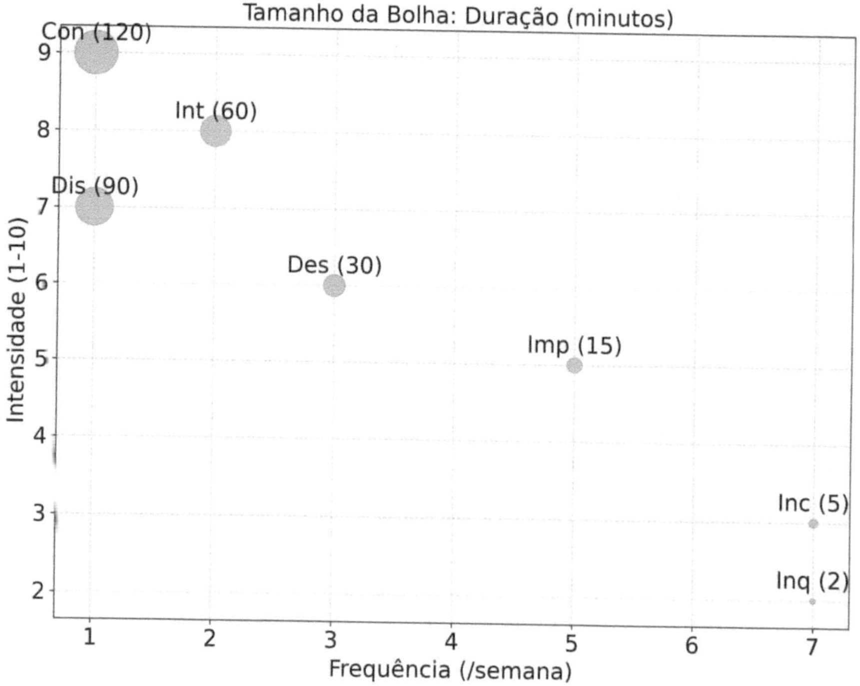

Blasengröße: Duração (minutos)

Con: Problemas de Concentração

Dis: Disregulação Emocional

Inc: Inquietação

Int: Interrupção

Des: Desorganização

Imp: Impulsividade

Inq: Inquietude

Este gráfico revela padrões distintos em comportamentos relacionados ao TDAH. Comportamentos de alta frequência tendem a ser de menor duração, enquanto comportamentos menos frequentes podem ser significativamente mais intensos quando ocorrem. Alguns comportamentos mostram uma combinação de alta intensidade e longa duração, sugerindo que estes podem ser particularmente impactantes na vida diária e justificam intervenção focada.

Diário de sintomas

Um diário de sintomas ajuda a registrar sistematicamente os sintomas do TDAH e a acompanhar sua evolução ao longo do tempo [s14]. Ele permite reconhecer as relações entre determinadas situações, comportamentos e a ocorrência ou intensidade dos sintomas. Essas informações formam uma base sólida para o planejamento da terapia e a avaliação do sucesso do tratamento. Ao documentar sintomas como desatenção, impulsividade ou hiperatividade, mas também problemas acompanhantes como distúrbios do sono ou mudanças de humor, cria-se uma imagem detalhada do quadro clínico individual. Um diário de sintomas pode, entre outras coisas, fornecer informações sobre a frequência, duração e gravidade dos sintomas. Esse registro preciso permite identificar gatilhos específicos e fatores que agravam os sintomas. Assim, podem ser desenvolvidas estratégias direcionadas para o manejo dos sintomas ao longo do tratamento e sua eficácia pode ser avaliada [s14]. A combinação com treinamento de atenção plena pode aprimorar a autoconsciência e aprofundar a compreensão dos próprios sintomas [s15]. Exercícios de atenção plena promovem a capacidade de permanecer no aqui e agora e observar pensamentos e sentimentos sem julgamento. Essa atenção aumentada aos processos internos pode impactar positivamente a documentação dos sintomas e fornecer insights adicionais sobre a relação entre atenção, emoções e comportamento. No entanto, deve-se estar ciente da possível subjetividade dos auto-relatos [s16]. A percepção própria pode ser influenciada por diversos fatores, o que pode levar a uma discrepância em relação às observações externas. Para minimizar esse problema, é útil tornar a documentação o mais objetiva e concreta possível, concentrando-se em comportamentos observáveis e medidas mensuráveis. Um exemplo disso seria, em vez de anotar "Hoje eu estava muito desatento", descrever eventos concretos, como "Eu perdi o

fic da meada três vezes durante a reunião e precisei perguntar novamente".

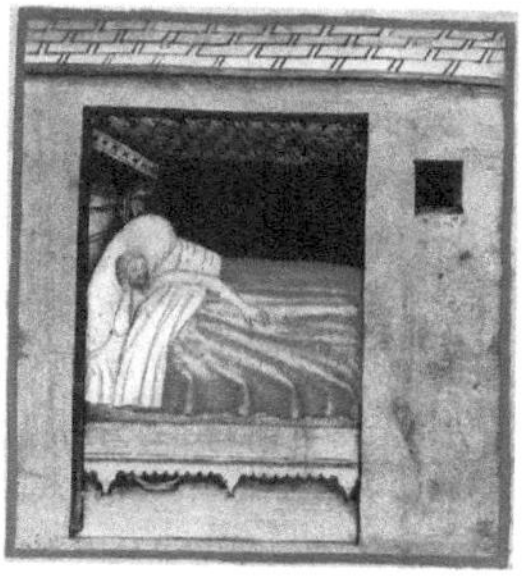

Distúrbio do sono [i6]

Bom saber

Diário de sintomas

Um diário estruturado onde se registra regularmente os sintomas do TDAH, sua manifestação e possíveis gatilhos, a fim de reconhecer padrões e relações e ajustar a terapia.

Observações externas

Observações do comportamento e estado de uma pessoa por outros, como familiares, amigos ou terapeutas. As observações externas podem oferecer perspectivas adicionais sobre os sintomas do TDAH e complementar a autoavaliação.

Treinamento de atenção plena

Uma metodologia que promove a percepção consciente de pensamentos, sentimentos e sensações corporais no momento presente, sem avaliá-los. No contexto do TDAH, o treinamento de atenção plena pode ajudar a melhorar a autoconsciência e a controlar melhor os impulsos.

Gravidade dos Sintomas ao Longo do Tempo

Ilustra a flutuação da gravidade dos sintomas de TDAH ao longo de uma semana.

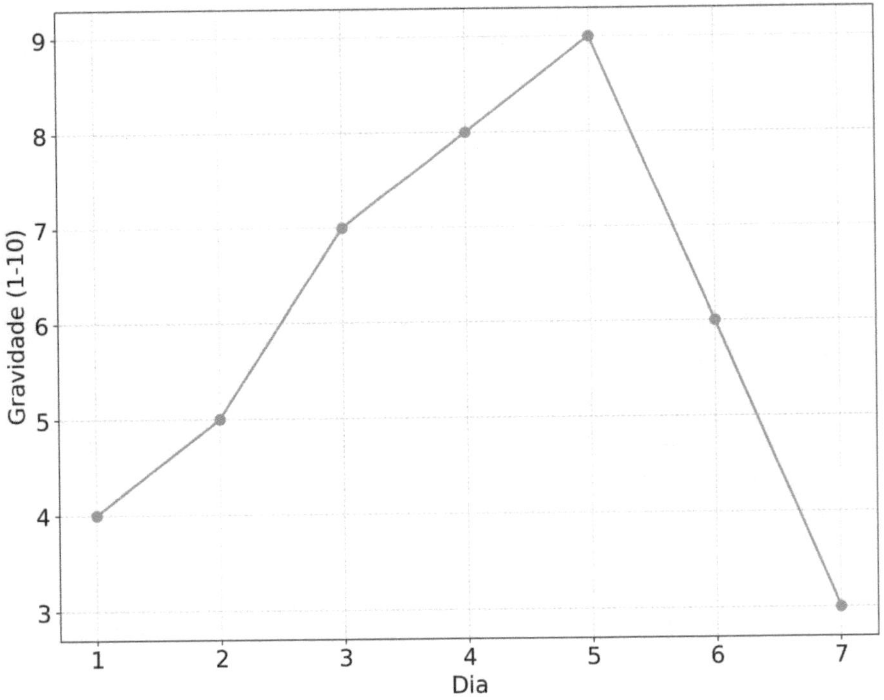

O gráfico revela um padrão cíclico na gravidade dos sintomas, com picos no meio da semana e níveis mais baixos durante o fim de semana. Isso pode indicar a influência do estresse relacionado ao trabalho ou mudanças na rotina. Os dados sugerem a necessidade de um exame mais detalhado das atividades diárias e possíveis gatilhos durante os períodos de pico para identificar estratégias de enfrentamento.

Avaliação da auto-observação

Avaliação da auto-observação A avaliação dos dados coletados a partir da observação do comportamento e do diário de sintomas é o próximo passo para obter uma imagem clara dos próprios padrões de comportamento. O objetivo é analisar as observações e sintomas documentados e identificar tendências recorrentes. Em vez de considerar apenas ocorrências isoladas, concentre-se em padrões abrangentes. Com que frequência um determinado comportamento ocorre? Em quais situações ele é mais pronunciado? Existem relações entre certos gatilhos e os sintomas documentados? Esta análise permite identificar áreas problemáticas específicas e entender seu impacto no cotidiano. Por exemplo, pode-se mostrar que dificuldades de concentração ocorrem principalmente em tarefas complexas, enquanto reações impulsivas tendem a acontecer em situações estressantes. Embora a auto-observação ofereça insights valiosos sobre o próprio comportamento, ela também pode ser influenciada pela percepção subjetiva [s17]. É útil comparar suas próprias anotações com as perspectivas de outros para obter uma compreensão mais abrangente. fremdbeobachtungen de familiares ou amigos podem fornecer informações adicionais e revelar "pontos cegos" na auto-percepção. Nesse sentido, é aconselhável coletar avaliações externas de forma sistemática e focar em comportamentos concretos. Se, por exemplo, familiares observam uma pontualidade deficiente, enquanto você mesmo não considera esse aspecto problemático, isso pode ser um sinal importante. A comparação entre a perspectiva própria e a externa permite validar suas observações e avaliar melhor a relevância dos sintomas para um possível diagnóstico de TDAH [s17]. Note que a autoavaliação dos sintomas muitas vezes difere das avaliações de outros [s17]. Essa discrepância pode fornecer pistas importantes e deve ser considerada no processo de diagnóstico. A combinação de auto-observação e observação externa aumenta a precisão da captura de sintomas e contribui para um diagnóstico mais fundamentado. A avaliação da auto-observação é um processo iterativo.

As descobertas podem ser usadas para refinar a auto-observação e desenvolver questões específicas. Assim, após a

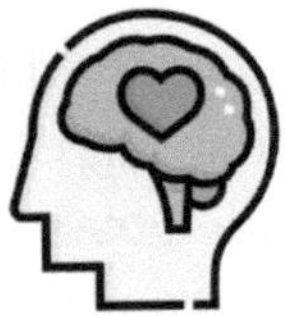

primeira análise, você pode prestar atenção a situações específicas ou intensificar a documentação de certos sintomas. Este processo contínuo de reflexão e ajuste permite desenvolver uma imagem cada vez mais diferenciada dos próprios padrões de comportamento e criar a base para uma terapia direcionada.

Bom saber

Áreas problemáticas específicas

Áreas problemáticas específicas são áreas claramente definidas onde dificuldades devido a sintomas de TDAH ocorrem, como problemas de concentração no trabalho ou impulsividade em interações sociais. A identificação dessas áreas ajuda a desenvolver estratégias direcionadas para enfrentamento.

Sistemático

Sistemático significa realizar a auto-observação de forma estruturada e planejada. Isso pode incluir o uso de listas de verificação, diários ou escalas de avaliação para capturar e avaliar intencionalmente os próprios comportamentos e sintomas.

Padrões abrangentes

Padrões abrangentes na auto-observação são comportamentos ou sintomas que ocorrem repetidamente em diferentes situações e períodos, podendo indicar um problema subjacente, como o TDAH.

Relações

Na autoavaliação estruturada, o objetivo é reconhecer relações entre certas situações, sentimentos e comportamentos. Compreender essas relações ajuda a identificar padrões no próprio comportamento e entender os gatilhos para os sintomas de TDAH.

Distribuição de Comportamentos Observados (Autoavaliação de TDAH)

Detalhamento de comportamentos relacionados ao TDAH durante o automonitoramento.

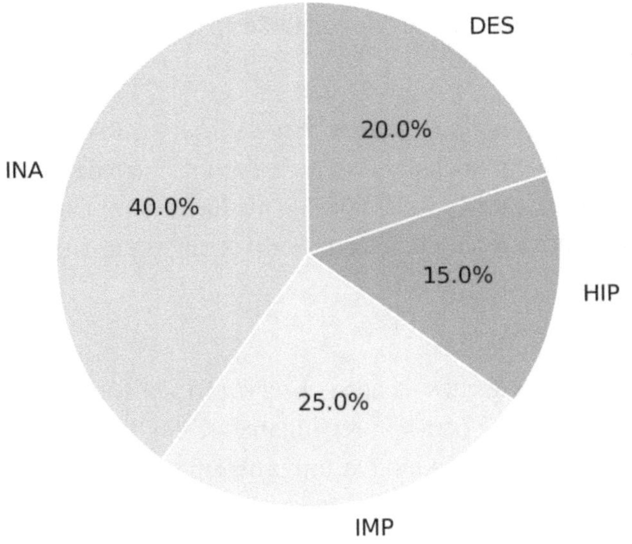

DES: Desregulação Emocional

IMP: Impulsividade

HIP: Hiperatividade/Inquietação

INA: Inatenção/Dificuldade de Concentração

Este gráfico destaca a frequência relativa de diferentes comportamentos relacionados ao TDAH observados durante o período de automonitoramento. O maior segmento representa o comportamento observado com mais frequência, sugerindo que pode ser uma área primária para direcionar estratégias de intervenção. Segmentos menores indicam comportamentos menos frequentes, que ainda podem contribuir para os desafios gerais. Compreender essa distribuição permite uma abordagem personalizada para o gerenciamento dos sintomas do TDAH.

Conselhos concretos

- Vincule suas observações a eventos cotidianos concretos para entender melhor sua influência em seu comportamento.
- Crie uma tabela onde você registre diferentes comportamentos (por exemplo, compras impulsivas) e suas respectivas consequências.
- Visualize seu progresso na auto-observação, mantendo, por exemplo, um termômetro de humor para sua capacidade de concentração.
- Utilize a autoavaliação estruturada para identificar e desenvolver suas forças pessoais no enfrentamento de desafios específicos do TDAH.
- Desenvolva estratégias individuais de autorregulação, com base nos resultados de sua autoavaliação, como pausas curtas para movimento durante atividades que exigem concentração prolongada.
- Reflita regularmente sobre sua autoavaliação e ajuste suas estratégias às necessidades que mudam.
- Troque experiências com outros afetados sobre sua vivência com a autoavaliação estruturada para obter novos impulsos.
- Estabeleça metas realistas para a autoavaliação e para lidar com seus desafios pessoais.
- Recompense-se por seus progressos na auto-observação e autorregulação.
- Questione criticamente suas próprias percepções e esteja aberto a novas perspectivas sobre seu comportamento.
- Considere a autoavaliação estruturada como uma ferramenta para o desenvolvimento contínuo de seu autoconhecimento.

1. 3 Consideração diferenciada

ADHD em adultos raramente se apresenta isoladamente. Comorbidades como transtornos de ansiedade, depressão ou distúrbios do sono influenciam o curso da doença e dificultam o tratamento. A idade e o sexo também moldam a manifestação do ADHD, desde a hiperatividade na infância até problemas de concentração na idade adulta. Esses diversos aspectos exigem uma consideração diferenciada para desenvolver o diagnóstico correto e um plano de tratamento individualizado. Continue lendo para entender os fatores decisivos para o seu autoconhecimento.

Um diagnóstico e tratamento bem-sucedidos do TDAH requerem uma consideração diferenciada que leve em conta comorbidades, idade, sexo e fase da vida, a fim de reconhecer necessidades individuais e desenvolver estratégias personalizadas.

Reconhecer comorbidades

ADHD em adultos raramente ocorre isoladamente. Muitas vezes, existem outras doenças, chamadas comorbidades ou doenças acompanhantes, que coexistem com o ADHD. Essas doenças acompanhantes podem influenciar o curso do ADHD e dificultar o tratamento. Portanto, reconhecer essas doenças adicionais é essencial para uma terapia bem-sucedida. Por exemplo, distúrbios gastrointestinais, distúrbios do sono, obesidade ou epilepsia podem estar presentes além do ADHD [s18]. As comorbidades podem ser de diferentes naturezas e incluem tanto distúrbios físicos quanto psicológicos. No campo das doenças mentais, frequentemente encontramos distúrbios de ansiedade, depressão, transtornos obsessivo-compulsivos ou dependências. O ADHD pode, por exemplo, ocorrer em 25% a 81% dos casos juntamente com outros diagnósticos psiquiátricos [s18].

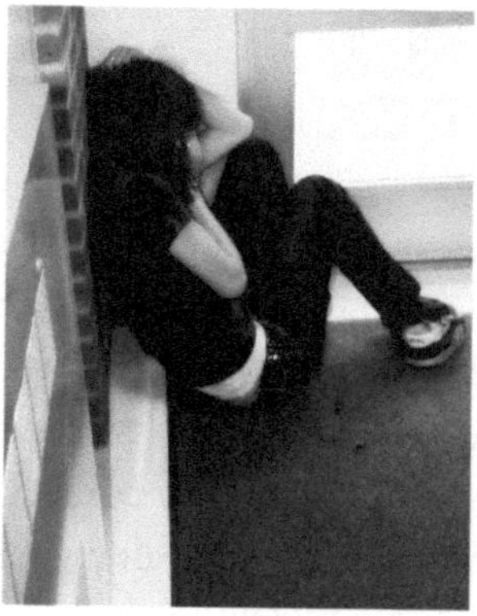

Depressão [i7]

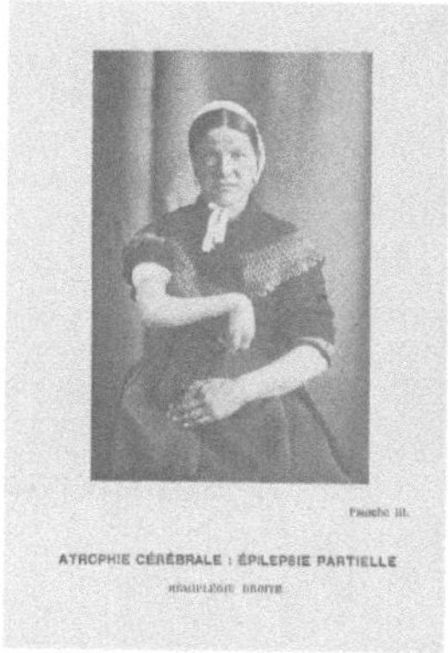

Epilepsia [i8]

Em transtornos obsessivo-compulsivos, as comorbidades também são comuns, com distúrbios afetivos e distúrbios de ansiedade dominando [s19]. A idade e o sexo influenciam a ocorrência da respectiva comorbidade. Assim, em pacientes mais velhos, depressões e dependências são mais frequentes, enquanto em pacientes mais jovens, os distúrbios de ansiedade estão em destaque [s19]. Um diagnóstico minucioso é, portanto, importante para identificar tanto o ADHD quanto todas as comorbidades presentes. Uma abordagem estruturada que abrange várias áreas – desde a saúde física até o humor e o comportamento do sono – permite uma avaliação abrangente. Somente assim pode ser elaborado um plano de tratamento individual que considere as necessidades específicas do paciente. Uma abordagem terapêutica bem-sucedida integra o tratamento de todas as doenças existentes para melhorar a qualidade de vida de forma sustentável. Uma análise adicional do sono pode, por exemplo, fornecer informações valiosas quando distúrbios do sono são suspeitados como comorbidade. Através do diagnóstico e tratamento direcionados das comorbidades, os sintomas do ADHD podem ser melhor controlados e o prognóstico geral melhorado.

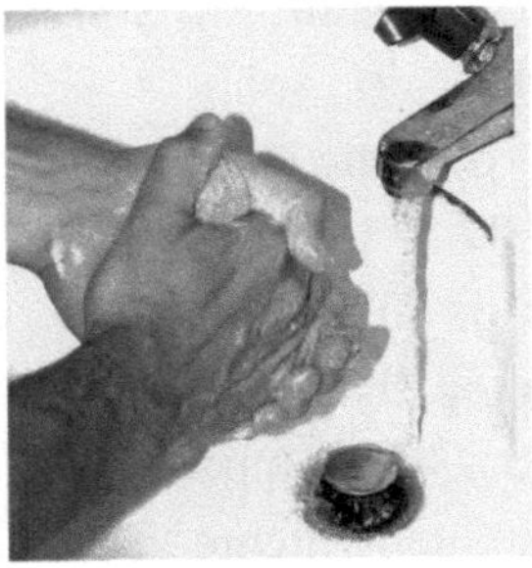

Transtorno obsessivo-compulsivo (TOC) [i9]

Comorbidades comuns de TDAH em adultos

Distribuição de comorbidades comuns em adultos diagnosticados com TDAH.

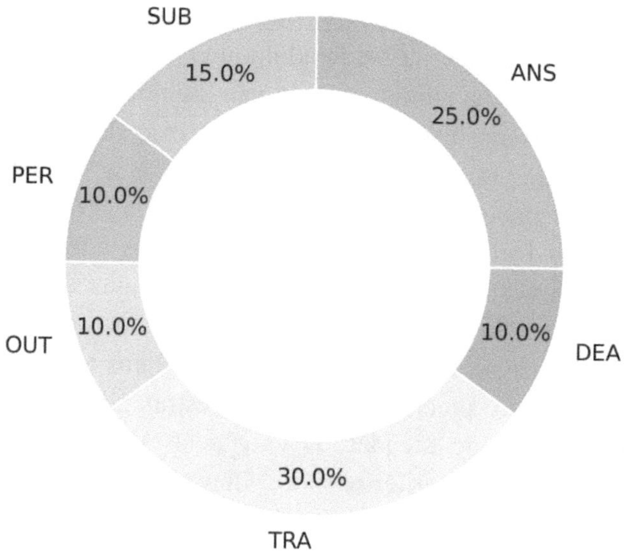

ANS: Transtornos de Ansiedade (ex: TAG, Ansiedade Social)

DEA: Transtornos de Aprendizagem

OUT: Outros (ex: Transtornos do Sono, Tiques)

PER: Transtornos de Personalidade

SUB Transtorno por Uso de Substâncias

TRA: Transtornos de Humor (ex: Depressão, Bipolar)

Este gráfico destaca a prevalência significativa de condições comórbidas em adultos com TDAH. Transtornos de humor, transtornos de ansiedade e transtornos por uso de substâncias representam porções substanciais, enfatizando a importância da avaliação abrangente e abordagens de tratamento integradas. Embora os transtornos de aprendizagem e os transtornos de personalidade sejam menos frequentes, eles ainda afetam uma porcentagem notável de indivíduos e devem ser considerados durante o diagnóstico e o planejamento do tratamento. Reconhecer e abordar essas comorbidades é crucial para melhorar o bem-estar geral e os resultados do tratamento.

Características específicas da fase da vida

O TDAH muda ao longo da vida. A manifestação dos sintomas varia entre as diferentes fases da vida. Enquanto na infância a hiperatividade e a impulsividade podem estar em destaque, na idade adulta a desatenção ganha mais foco [s20]. Essa mudança na sintomatologia não significa que as dificuldades originais desaparecem, mas que se transformam e se adaptam à fase da vida em questão. Por exemplo, a impulsividade infantil pode se manifestar na idade adulta como dificuldades com a regulação emocional ou na forma de decisões impensadas. A adaptação à fase da vida também requer uma modificação das estratégias de enfrentamento do TDAH. O que era útil na infância pode não ser mais na idade adulta. Uma criança se beneficia de estruturas claras e rotinas regulares, enquanto um adulto precisa desenvolver estratégias flexíveis para a autoregulação a fim de atender às exigências da vida profissional e familiar. Embora os critérios de diagnóstico para o TDAH, originalmente concebidos para crianças, também sejam válidos para adultos, muitos afetados experimentam uma gama mais ampla de sintomas que vão além dos critérios clássicos [s20]. Essa sintomatologia ampliada pode dificultar o diagnóstico e requer uma abordagem diferenciada. Adultos com TDAH frequentemente relatam problemas em áreas como gerenciamento de tempo, organização e planejamento, que não estão explicitamente listados nos critérios de diagnóstico, mas que podem impactar significativamente a qualidade de vida. Para atender às necessidades individuais, o tratamento do TDAH em adultos deve, portanto, ir além da terapia medicamentosa e incluir apoio psicossocial e medidas terapêuticas [s20]. Estas podem incluir, por exemplo, estratégias para lidar com o estresse, desenvolvimento de competências sociais ou melhoria da regulação emocional. A transição da psiquiatria infantil e juvenil para a psiquiatria de adultos é uma fase especialmente sensível [s20]. Muitos afetados perdem o acesso aos

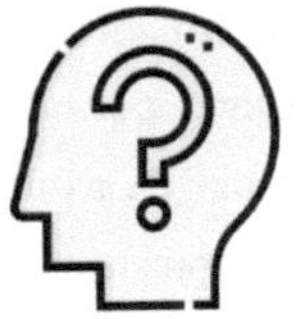

cuidados médicos nesse período, o que pode levar a uma piora da sintomatologia. Uma transição suave e um acompanhamento contínuo são, portanto, cruciais para garantir a estabilidade a longo prazo e o bem-estar dos afetados. O desenvolvimento precoce de estratégias de enfrentamento e a criação de um sistema de apoio individual podem ajudar a enfrentar com sucesso os desafios da vida adulta.

Bom saber

Apoio psicossocial

Inclui várias medidas destinadas a promover a saúde mental e social de pessoas com TDAH. Exemplos incluem psicoterapia, coaching, grupos de autoajuda e apoio no ambiente profissional ou privado.

Autoregulação

A capacidade de controlar os próprios pensamentos, sentimentos e ações. Dificuldades com a autoregulação podem levar a problemas com o controle de impulsos, planejamento e organização, bem como motivação em adultos com TDAH.

Desatenção

Compromete a concentração e a capacidade de atenção. Em adultos com TDAH, isso pode resultar em problemas no trabalho, nos estudos ou no cotidiano.

Hiperatividade

Pode se manifestar em adultos com TDAH, por exemplo, como inquietação interna ou agitação, levando a dificuldades em permanecer calmo em situações sociais.

Regulação emocional

A capacidade de reconhecer, entender e expressar emoções de forma adequada. Dificuldades nessa área podem levar a oscilações de humor, explosões de raiva ou hipersensibilidade em adultos com TDAH.

Gravidade dos Sintomas de TDAH ao Longo da Vida

A gravidade dos sintomas de TDAH muda com a idade.

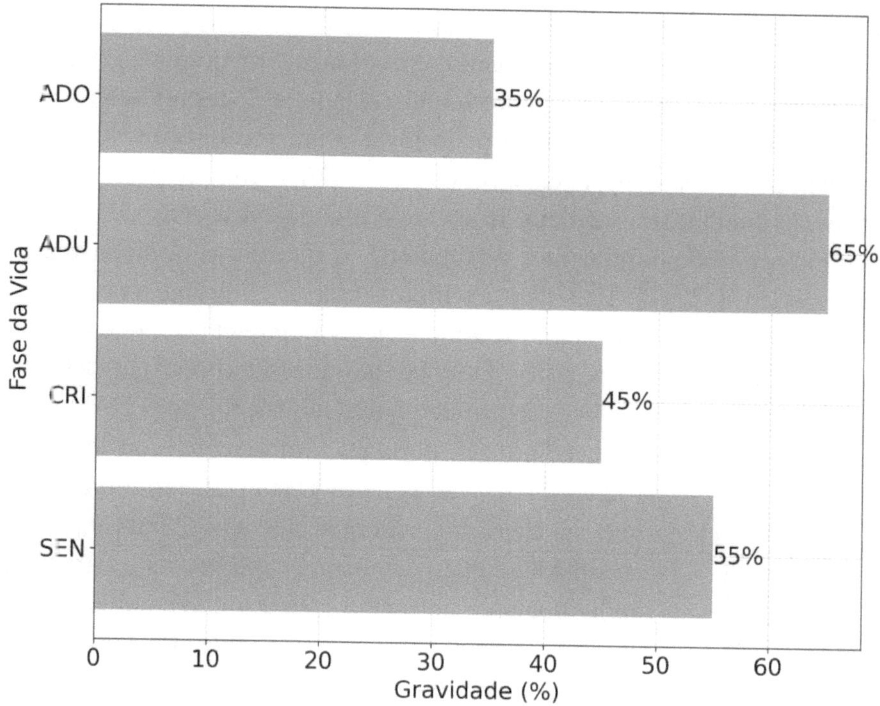

ADO: Adolescência

CRI: Criança

ADU: Idade Adulta

SEN: Idoso

Este gráfico representa visualmente como a proeminência de certos sintomas de TDAH pode mudar ao longo da vida. Hiperatividade e impulsividade tendem a ser mais pronunciadas na infância, enquanto desatenção e desregulação emocional podem se tornar mais significativas na adolescência e na idade adulta. O impacto variável enfatiza a necessidade de estratégias de diagnóstico e tratamento apropriadas para a idade.

Particularidades específicas de gênero

As diferenças específicas de gênero influenciam a manifestação e o curso do TDAH. Embora os critérios de diagnóstico se apliquem a todos os gêneros, na prática, surgem variações na apresentação. Assim, mulheres com TDAH frequentemente desenvolvem sintomas internalizantes como ansiedades e depressões, enquanto em homens predominam mais os sintomas externalizantes, como impulsividade e hiperatividade [s21]. Essa manifestação diferenciada pode levar a um reconhecimento menos frequente ou a diagnósticos errôneos do TDAH em mulheres. Muitas vezes, as mulheres aprendem desde cedo a compensar suas dificuldades por meio de comportamentos adaptativos, o que dificulta ainda mais o diagnóstico [s22] [s21]. Um exemplo disso é o planejamento e a organização excessivos para contrabalançar a inquietação interna e as dificuldades de concentração. Esse comportamento pode parecer uma força externa e obscurecer a problemática subjacente do TDAH. Para um tratamento bem-sucedido, é, portanto, importante considerar as particularidades de gênero e realizar um diagnóstico que vá além dos critérios clássicos. Uma anamnese detalhada, que também capture as estratégias individuais de enfrentamento e a carga subjetiva dos sintomas, é crucial. As abordagens terapêuticas devem ser adaptadas às necessidades específicas de cada pessoa e incluir, além do tratamento medicamentoso, medidas psicoterapêuticas, como o aprendizado de estratégias para emotionsregulation ou o manejo do perfeccionismo. Uma abordagem sensível ao gênero no diagnóstico e na terapia contribui para melhorar a qualidade de vida de mulheres e homens com TDAH de maneira equitativa.

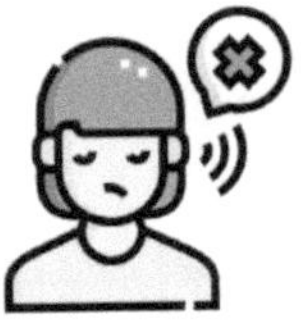

Bom saber

Perfeccionismo

O perfeccionismo pode ocorrer em adultos com TDAH como uma estratégia de enfrentamento para atender às próprias exigências e às expectativas dos outros. No entanto, a busca excessiva pela perfeição pode levar a estresse, ansiedade e procrastinação, prejudicando significativamente a qualidade de vida. No contexto da terapia, o manejo do perfeccionismo pode ser abordado e estratégias alternativas podem ser desenvolvidas.

Sintomas externalizantes

Sintomas externalizantes no TDAH na idade adulta referem-se a comportamentos voltados para fora, como impulsividade, hiperatividade, agressividade ou baixa tolerância à frustração. Esses sintomas são frequentemente observáveis diretamente e podem levar a conflitos no ambiente social e profissional.

Sintomas internalizantes

Sintomas internalizantes no TDAH na idade adulta são processos emocionais e cognitivos voltados para dentro, que podem se manifestar, por exemplo, na forma de ansiedades, depressões, isolamento social ou queixas psicossomáticas. Eles são frequentemente mais difíceis de reconhecer do que os sintomas externalizantes e podem levar a diagnósticos errôneos ou a um diagnóstico tardio do TDAH.

Apresentação dos Sintomas de TDAH por Gênero

Diferenças de sintomas em adultos

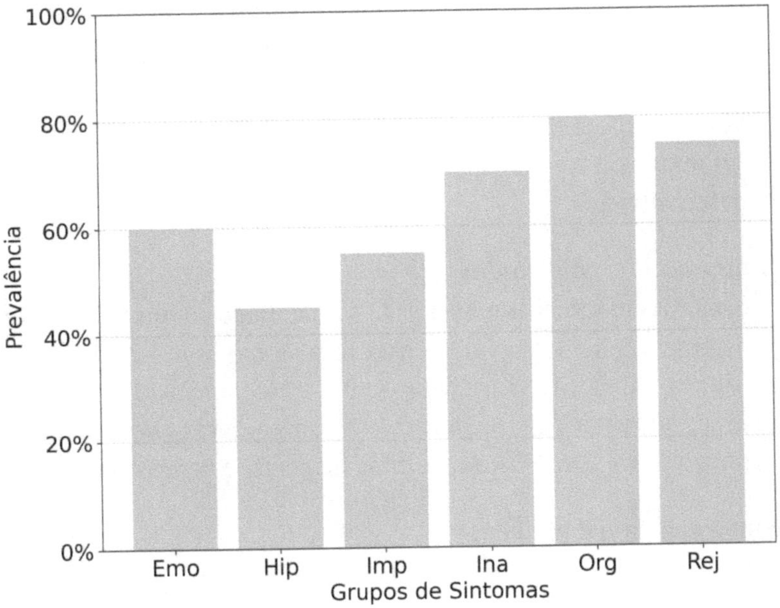

Emo: Desregulação Emocional
Hip: Hiperatividade
Imp: Impulsividade
Ina: Desatenção
Org: Dificuldade com Organização
Rej: Sensibilidade à Rejeição

Embora ambos os gêneros experimentem sintomas centrais de TDAH, esses dados sugerem que as mulheres são mais propensas a apresentar traços de desatenção, como dificuldade de concentração e desorganização, enquanto os homens exibem com mais frequência traços hiperativo-impulsivos, como inquietação e impulsividade. A desregulação emocional parece proeminente em ambos, embora potencialmente se manifeste de forma diferente. Isso ressalta a importância de abordagens diagnósticas sensíveis ao gênero e planos de tratamento personalizados.

Conselhos concretos

- Pergunte a si mesmo qual é o papel das expectativas e normas sociais na manifestação dos seus sintomas.
- Investigue como a sua percepção do tempo afeta sua auto-organização e seu comportamento de planejamento.
- Reflexione sobre como experiências passadas influenciam e, possivelmente, limitam suas estratégias de enfrentamento atuais.
- Experimente diferentes estímulos sensoriais (por exemplo, música, aromas, movimento) para promover sua concentração e foco.
- Desenvolva um "sistema de alerta precoce" pessoal para situações que desafiem sua regulação emocional.
- Utilize sinais corporais (por exemplo, tensão, palpitações) como indicações de seus estados internos e necessidades.
- Considere fraquezas aparentes como potenciais forças em um contexto diferente.
- Busque ativamente ambientes e atividades que correspondam às suas necessidades e forças individuais.
- Questione seus próprios padrões de avaliação e desenvolva uma autoaceitação benevolente.
- Pratique a atenção plena para perceber e controlar seus pensamentos e sentimentos de forma mais consciente.
- Explore como suas forças individuais podem ajudá-lo a enfrentar desafios no dia a dia.
- Desenvolva uma rede de pessoas de apoio que compreendam e respeitem suas necessidades.

Revisão - 1. Diagnóstico e Autoconhecimento

O caminho para o autoconhecimento no contexto do TDAH em adultos começa com um diagnóstico minucioso e multidimensional. Este deve incluir não apenas exames médicos para excluir outras causas das dificuldades existentes, mas também testes psicológicos que avaliem suas funções cognitivas, como atenção e memória. Lembre-se de que testes médicos, como exames de sangue ou EEG, embora importantes para descartar outras condições, não fornecem um diagnóstico de TDAH. Testes psicológicos, como o teste de Stroop, podem, por outro lado, oferecer indicações valiosas sobre déficits cognitivos específicos. A combinação de descobertas médicas e psicológicas forma a base para uma compreensão abrangente de sua situação individual.

Um aspecto importante do diagnóstico é a documentação detalhada de sua sintomatologia. Aqui, tanto suas queixas atuais quanto suas experiências da infância desempenham um papel. Utilize diferentes instrumentos, como entrevistas semi-estruturadas e questionários de autoavaliação. Inclua também familiares ou amigos no processo, pois suas avaliações externas podem oferecer perspectivas valiosas sobre seus comportamentos. Considere que o TDAH muitas vezes se manifesta de maneira diferente em mulheres do que em homens e que a sintomatologia pode mudar ao longo da vida. Preste atenção especial a possíveis particularidades de gênero e às suas estratégias individuais de enfrentamento que você pode ter desenvolvido ao longo do tempo para compensar seus sintomas.

Além dos procedimentos diagnósticos profissionais, você pode contribuir ativamente para o autoconhecimento. Por exemplo, mantenha um diário de sintomas para entender melhor seus padrões de comportamento e seus gatilhos. Anote a frequência, duração e intensidade de seus sintomas, bem como problemas acompanhantes, como distúrbios do sono ou mudanças de humor. A auto-observação sistemática pode ser apoiada por exercícios de atenção plena, que ajudam você a perceber seus pensamentos, sentimentos e sensações corporais de forma mais consciente. Compare suas auto-observações com as avaliações externas de pessoas ao seu redor para obter uma imagem o mais objetiva possível. Este processo iterativo de auto-reflexão e troca com os outros pode fornecer indicações valiosas sobre seus pontos fortes e fracos.

A consideração de possíveis comorbidades também é essencial. O TDAH frequentemente ocorre em combinação com outras condições mentais ou físicas que podem influenciar o curso e o tratamento do TDAH. Portanto, preste atenção a sinais de transtornos de ansiedade, depressão ou outros problemas de saúde e discuta-os com seu médico ou terapeuta. Um diagnóstico abrangente de todas as condições existentes é a condição prévia para um plano de tratamento individual e bem-sucedido. O caminho para o autoconhecimento e para uma melhor gestão do TDAH pode ser desafiador, mas vale a pena. Com as ferramentas certas e uma abordagem aberta, você pode reconhecer suas forças individuais, enfrentar seus desafios e melhorar sua qualidade de vida de forma sustentável.

2. Integração profissional

Por que é tão difícil para pessoas com TDAH desenvolver plenamente seu potencial profissional? O cotidiano de trabalho apresenta desafios especiais para os afetados - desde a estruturação das tarefas até a interação com supervisores e colegas. No entanto, com as estratégias certas e um ambiente de trabalho adaptado, as forças das pessoas com TDAH podem ser aproveitadas de forma direcionada. A criação de uma vida profissional produtiva depende de vários fatores que se influenciam mutuamente. Neste capítulo, apresentamos caminhos concretos sobre como equilibrar as particularidades relacionadas ao TDAH com as exigências profissionais.

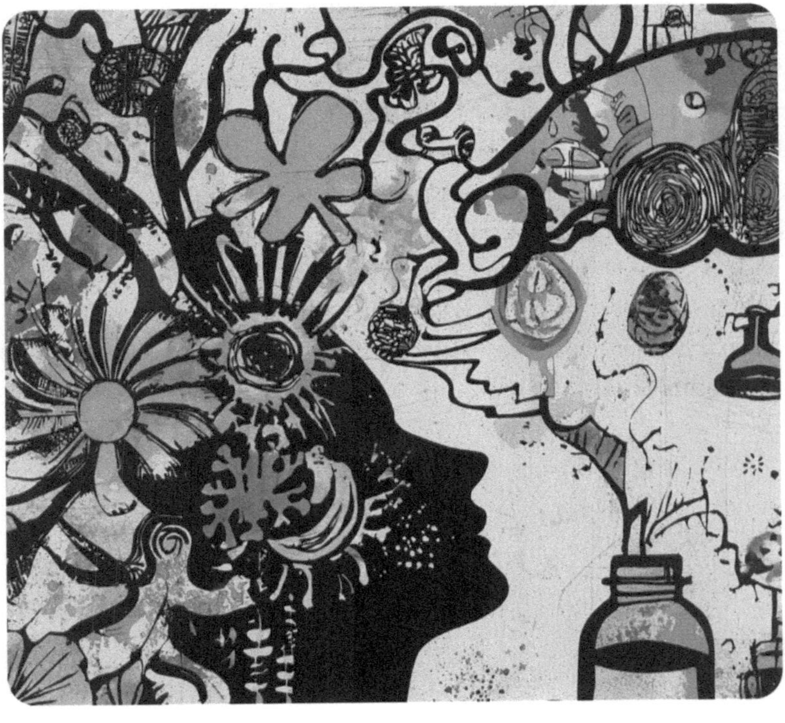

2. 1 Organização do local de trabalho

Uma organização ideal do local de trabalho é essencial para o sucesso profissional de adultos com TDAH. Ela influencia significativamente a concentração, a produtividade e o bem-estar. Desafios como distrações, déficits de organização e dificuldades com o gerenciamento do tempo afetam o cotidiano laboral. Esta seção aborda os aspectos mais importantes da estruturação espacial e temporal, bem como estratégias para minimizar distrações. Um local de trabalho bem organizado e uma rotina diária estruturada criam a base para um trabalho concentrado e produtivo. Desde a redução de estímulos sensoriais até a otimização de fluxos de trabalho digitais – aqui você encontrará abordagens concretas para uma adaptação individual do seu ambiente de trabalho. Descubra como transformar seu local de trabalho em uma fonte de produtividade e satisfação.

Um ambiente de trabalho efetivamente projetado para adultos com TDAH integra organização espacial, estruturação temporal e minimização de distrações, a fim de promover a concentração e a produtividade.

Organização espacial

Um local de trabalho bem organizado pode melhorar significativamente a concentração e a produtividade. Crie uma área de trabalho dedicada, livre de distrações como televisão, consoles de jogos ou objetos pessoais [s23]. Esta área deve ser utilizada exclusivamente para o trabalho, a fim de estabelecer uma clara separação entre trabalho e lazer. A ordem também é importante dentro da área de trabalho. Uma mesa organizada, com apenas os materiais necessários à mão, minimiza distrações visuais e facilita a concentração. Ferramentas de organização, como gavetas, pastas e suportes para canetas, ajudam a organizar os materiais de forma sistemática e a encontrá-los rapidamente. Assim, você evita longas buscas que interrompem o fluxo de trabalho e prejudicam a concentração. Considere se um carrinho de arquivos para documentos que não são necessários o tempo todo poderia ser útil. Um sistema eficaz para gerenciar calendários e listas de tarefas também é essencial [s23]. Calendários digitais oferecem a possibilidade de visualizar compromissos e tarefas, além de configurar lembretes. Dicas visuais, como marcações coloridas ou símbolos, podem aumentar a clareza e direcionar a atenção para compromissos importantes. Além disso, listas de tarefas, sejam digitais ou analógicas, ajudam a manter o controle sobre as tarefas pendentes e a estabelecer prioridades. Para otimizar

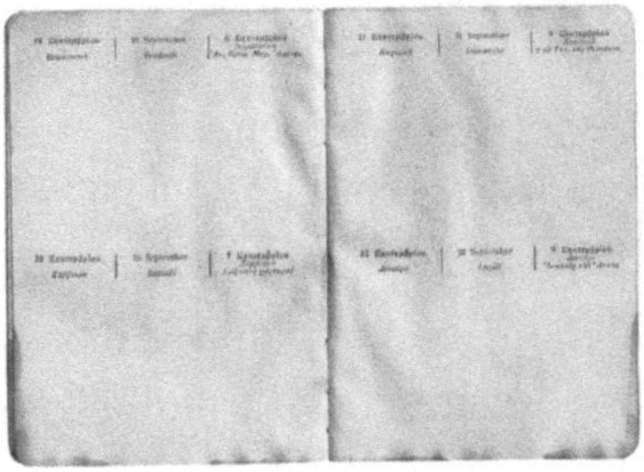

Calendário [i10]

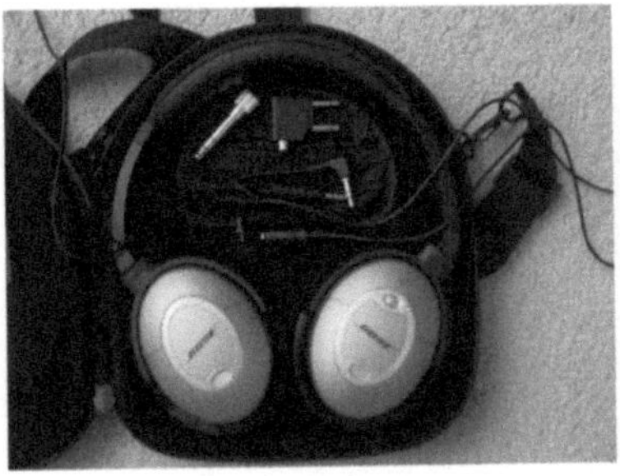

Fones de ouvido com cancelamento de ruído [i11]

ainda mais a concentração, você pode reduzir distrações externas, definindo locais fixos para itens importantes, como chaves, celular ou carteira [s23]. Isso evita buscas desnecessárias e economiza tempo e energia. Além da organização de objetos físicos, a redução de distrações sensoriais também é importante [s24]. Fones de ouvido com cancelamento de ruído podem, por exemplo, eliminar sons perturbadores e, assim, promover a concentração. A criação de uma sala de reuniões privada também pode ser útil para permitir um trabalho ininterrupto. A adaptação do ambiente de trabalho às necessidades individuais pode ser apoiada por um design de espaço de trabalho flexível, como o uso de monitores duplos ou mesas em pé [s24]. Mesas em pé permitem alternar entre sentar e ficar em pé, promovendo a atividade física e a circulação, o que pode ter um efeito positivo na concentração.

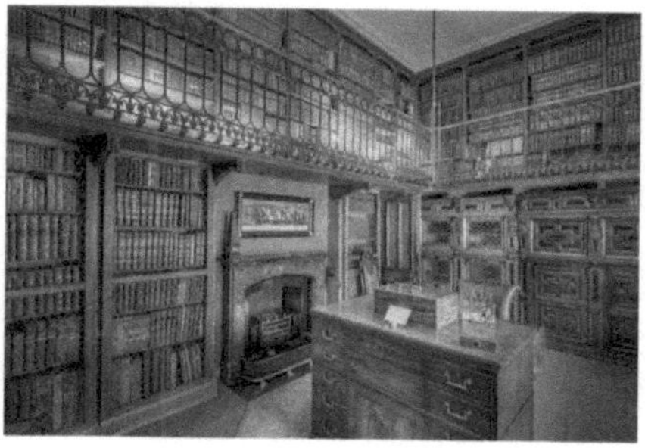

Secretária [i12]

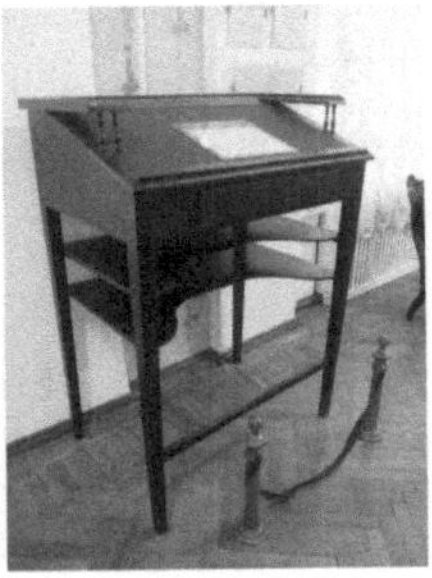

Secretária de pé [i13]

Bom saber

Área de trabalho

Uma área de trabalho bem definida ajuda adultos com TDAH a se concentrarem melhor em suas tarefas e a separarem trabalho de lazer. Isso pode aumentar a concentração e a produtividade.

Distrações sensoriais

Distrações sensoriais como ruído, luz intensa ou odores fortes podem ser especialmente perturbadoras para adultos com TDAH. A redução dessas distrações pode melhorar significativamente a concentração e o bem-estar no local de trabalho.

Fones de ouvido com cancelamento de ruído

Fones de ouvido com cancelamento de ruído podem ajudar a eliminar sons perturbadores e, assim, promover a concentração de adultos com TDAH, especialmente em ambientes de escritório barulhentos.

Mesas em pé

Mesas em pé promovem o movimento e podem ajudar adultos com TDAH a canalizar sua energia e melhorar a concentração. A alternância entre sentar e ficar em pé também pode prevenir desconfortos físicos.

Organização do Espaço de Trabalho para Adultos com TDAH

Representação visual de uma configuração ideal do espaço de trabalho para gerenciar o TDAH.

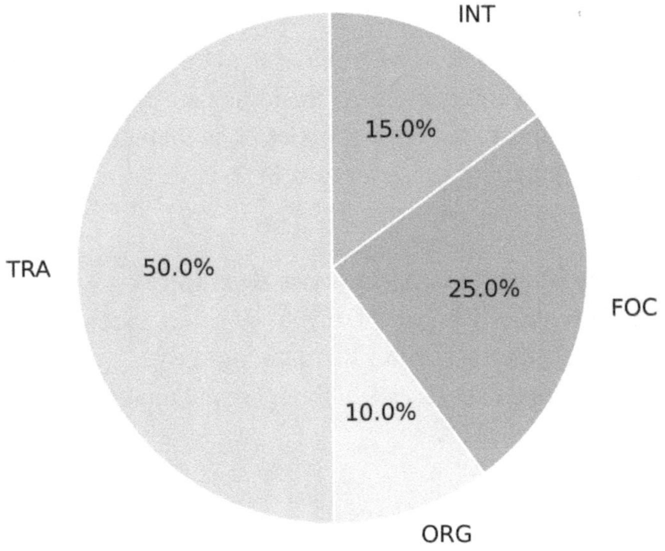

FOC: Zona de Foco (Sem distrações)
INT: Intervalo e Recarga
ORG: Organização e Armazenamento
TRA: Zona de Trabalho (Área de tarefas principal)

Este gráfico enfatiza a importância de um espaço de trabalho estruturado para adultos com TDAH. A maior parte dedicada à 'Zona de Trabalho' destaca a necessidade de uma área clara e designada para minimizar as distrações. A 'Zona de Foco' enfatiza a necessidade de um espaço separado para tarefas que exigem muita concentração. Embora menores, as áreas de 'Intervalo e Recarga' e 'Organização e Armazenamento' são cruciais para manter a energia e gerenciar a potencial desordem, respectivamente. Essa abordagem equilibrada visa maximizar a produtividade e minimizar a sobrecarga.

Estruturação temporal

A estruturação temporal é especialmente relevante para pessoas com TDAH no cotidiano de trabalho. Dificuldades com o planejamento do tempo, a estimativa de períodos e a organização de tarefas podem prejudicar a produtividade e o bem-estar [s25]. Uma rotina diária estruturada, com janelas de tempo claras para diferentes atividades, proporciona orientação e reduz o estresse. É útil dividir o dia em unidades menores e gerenciáveis e estabelecer limites de tempo realistas para tarefas individuais. Por exemplo, um dia de trabalho pode ser dividido em blocos de 30 ou 60 minutos, dedicados a uma atividade específica. Pausas também devem ser planejadas para prevenir a fadiga mental e manter a concentração. Calendários digitais e listas de tarefas podem facilitar o planejamento e a organização, ajudando a manter o controle sobre compromissos e prazos. Além disso, métodos como a técnica Pomodoro, que estrutura tempos de trabalho e pausas em intervalos de 25 e 5 minutos, oferecem uma maneira eficaz de trabalhar de forma focada, integrando períodos regulares de descanso. Como a percepção do tempo é frequentemente afetada no TDAH [s25], é aconselhável usar temporizadores visuais ou sinais sonoros para perceber melhor os intervalos de tempo e apoiar o cumprimento dos horários planejados. Programas de treinamento cognitivo, especificamente voltados para a melhoria da gestão do tempo, também podem ser úteis [s25]. Além disso, estratégias da terapia cognitivo-comportamental (TCC), como as ensinadas em alguns programas [s26], podem promover a estruturação temporal. Nesses programas, os participantes aprendem, entre outras coisas, a priorizar tarefas, estabelecer metas realistas e planejar efetivamente seu fluxo de trabalho [s26]. Reconhecer a faixa de atenção ideal individual e ajustar a organização do trabalho a isso também são componentes importantes desses programas [s26]. A combinação de diferentes métodos e técnicas

pode melhorar a estruturação temporal no cotidiano de trabalho e aumentar a produtividade.

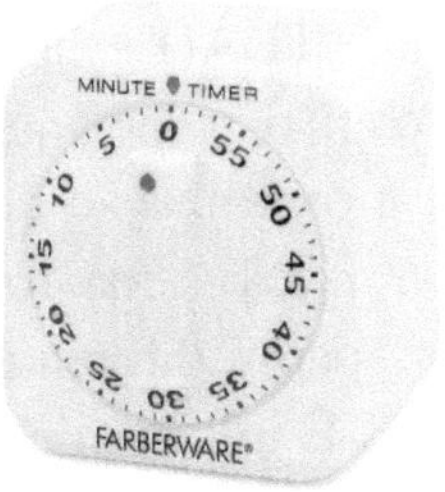

Temporizador [i14]

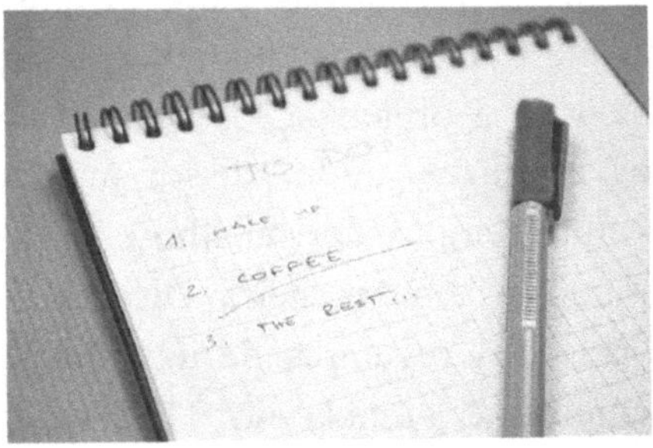

Lista de tarefas [i15]

Flutuação da Produtividade ao Longo do Dia (TDAH)

Ilustra as variações típicas de produtividade para adultos com TDAH durante um dia de trabalho.

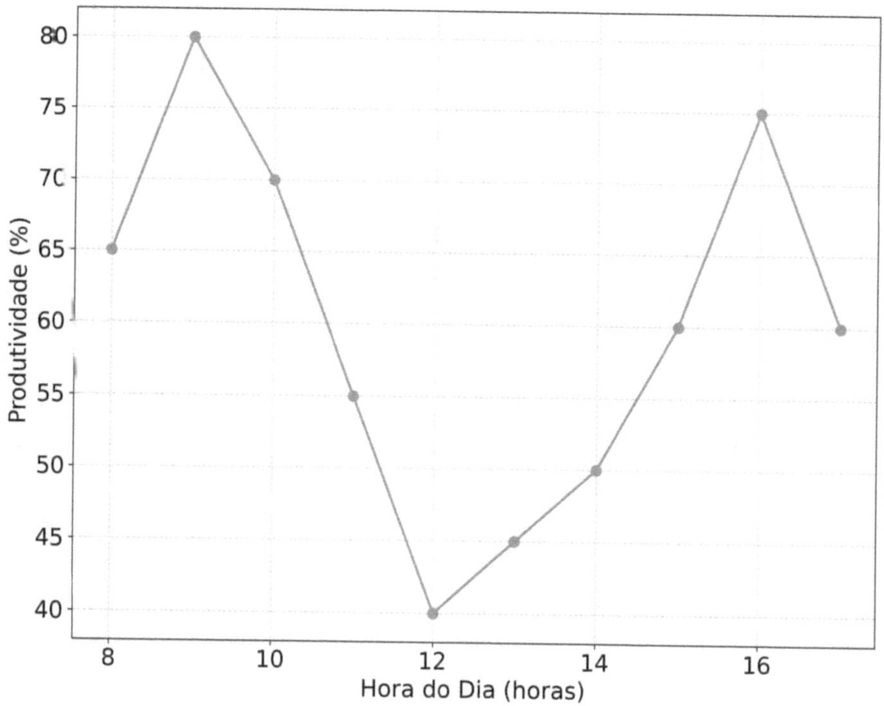

Este gráfico descreve um padrão comum para indivíduos com TDAH, mostrando picos e vales na produtividade. O aumento inicial pode representar hiperfoco, seguido por declínios devido à atenção diminuída e possível alternância de tarefas. O aumento no final do dia pode ser atribuído à pressão do prazo ou a uma renovada sensação de urgência. Estratégias eficazes para gerenciar o TDAH geralmente envolvem estruturar o dia de trabalho para aproveitar os horários de pico de produtividade e mitigar o impacto de períodos menos produtivos.

Minimização da distração

Minimizar distrações: Para trabalhar de forma concentrada, a redução de distrações, tanto visuais quanto acústicas, é essencial. Um espaço de trabalho dedicado, livre de fatores perturbadores como objetos pessoais ou eletrônicos de entretenimento, promove a concentração. A organização no local de trabalho desempenha um papel crucial. Uma mesa arrumada, com apenas os materiais necessários no momento, minimiza os estímulos visuais que desviam a atenção do essencial. Além disso, a criação de um espaço de trabalho fechado, semelhante a um escritório celular, pode melhorar a concentração, pois reduz a poluição sonora e as distrações visuais que ocorrem frequentemente em ambientes de escritório abertos [s27]. Assim, um espaço tranquilo e delimitado pode aumentar a produtividade em até 14%. A configuração consciente do ambiente acústico também contribui para a capacidade de concentração. Pessoas sensíveis a ruídos podem, por exemplo, se beneficiar de laermschutzkopfhoerer ou tampões de ouvido para minimizar os ruídos ambientais perturbadores. A escolha e o ajuste corretos da cadeira de escritório também influenciam a capacidade de concentração. Uma cadeira ergonômica, cuja altura do assento e superfície do assento podem ser ajustadas individualmente, promove uma postura saudável e previne tensões musculares [s28]. Ao evitar desconfortos físicos, a concentração é ainda mais apoiada. Treinamentos sobre o uso ideal das opções de ajuste da cadeira maximizam o benefício ergonômico e, assim, contribuem indiretamente para a minimização das distrações [s28]. Além das distrações físicas, fontes de perturbação digitais também desempenham um papel. Notificações de e-mail, atualizações de redes sociais ou pop-ups de mensagens interrompem o fluxo de trabalho e perturbam a concentração. Portanto, é aconselhável desativar essas notificações durante períodos de trabalho concentrado ou fechar os programas correspondentes. Um espaço de trabalho digital organizado, com

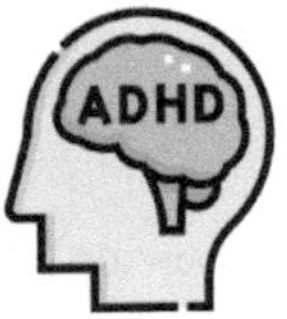

arquivos bem organizados e um sistema eficaz de gerenciamento de tarefas, também contribui para a redução das distrações digitais. Por exemplo, o uso de organizadores de desktop ou a implementação do método "Inbox-Zero" para e-mails pode ajudar a manter o ambiente digital claro e livre de distrações. A configuração consciente do ambiente de trabalho, tanto físico quanto digital, contribui significativamente para uma melhor capacidade de concentração e, assim, para um aumento da produtividade.

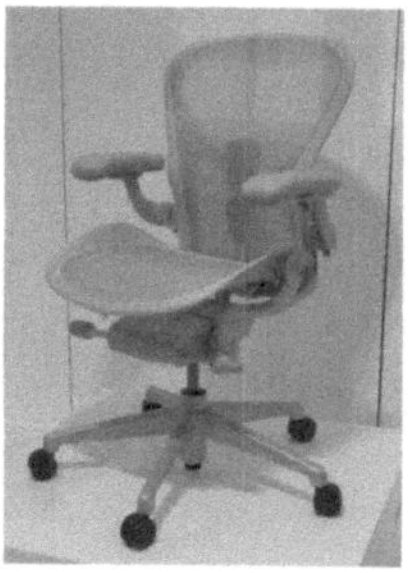

Cadeira ergonômica [i16]

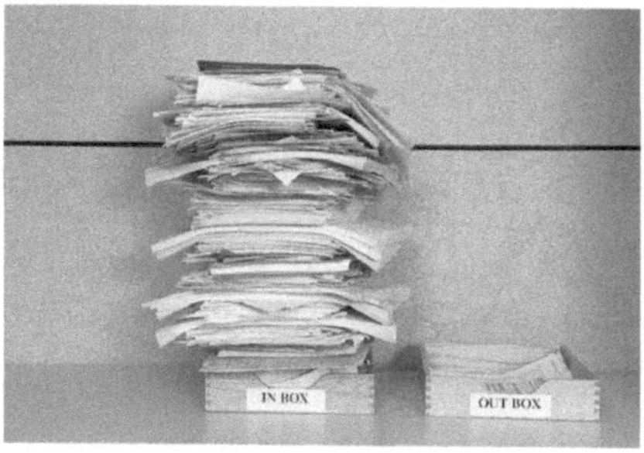

Caixa de Entrada Zero [i17]

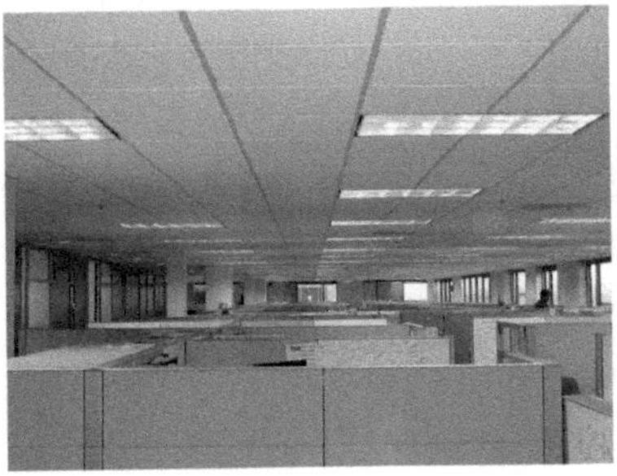

Escritório com cubículos [i18]

Bom saber

Ergonômico

Uma cadeira ergonômica é adaptada à forma do corpo e apoia uma postura saudável. Isso pode prevenir dores nas costas e tensões que podem prejudicar ainda mais a concentração em adultos com TDAH.

Escritório celular

Um escritório celular é um escritório individual separado de outros locais de trabalho por paredes, criando assim uma atmosfera de trabalho tranquila e concentrada para adultos com TDAH, que reagem especialmente sensíveis a interrupções.

Inbox-Zero

O método "Inbox-Zero" visa manter a caixa de entrada de e-mails vazia. Isso pode ajudar adultos com TDAH a minimizar distrações digitais e manter o controle sobre as tarefas pendentes.

Distrações no Local de Trabalho

Frequência de distrações no local de trabalho para adultos com TDAH.

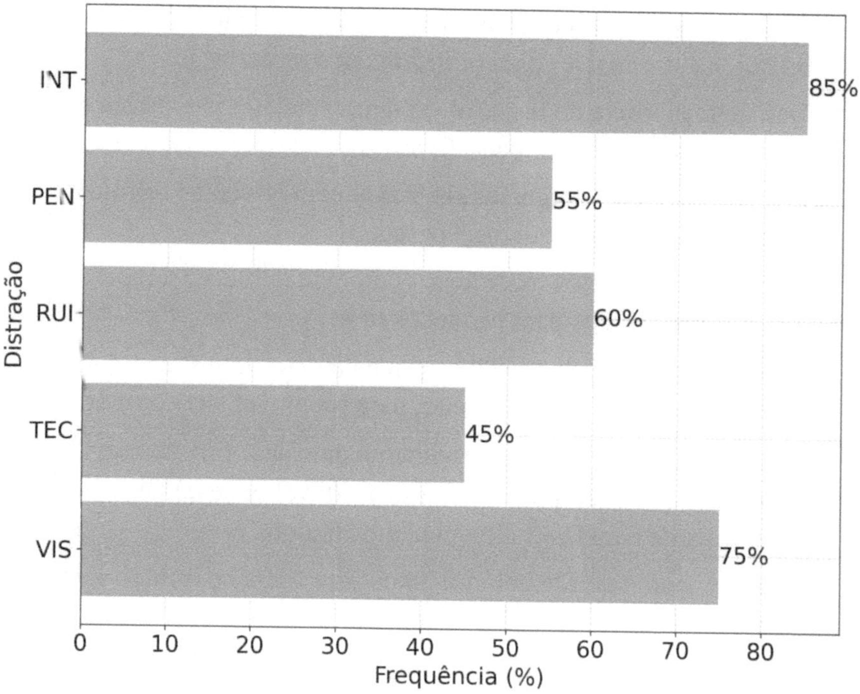

INT: Interrupções
RUI: Ruído
VIS: Desordem Visual

PEN: Pensamentos Internos
TEC: Tecnologia

A desordem visual e as interrupções são fontes significativas de distração, destacando a necessidade de espaços de trabalho organizados e estratégias para minimizar as interrupções. Embora o ruído possa ser perturbador, seu impacto é relativamente menor em comparação com as distrações visuais e interpessoais. Abordar essas áreas-chave pode melhorar significativamente o foco e a produtividade.

Conselhos concretos

- Organize seu local de trabalho de forma que fique voltado para uma parede vazia ou uma janela, a fim de minimizar distrações visuais.
- Utilize plantas para estruturar visualmente seu espaço de trabalho e criar uma atmosfera relaxante.
- Experimente diferentes fontes de luz (por exemplo, lâmpada de luz do dia, luz dimmable) para otimizar sua concentração.
- Defina uma "caixa do tesouro" ou uma prateleira para objetos pessoais, mantendo sua mesa livre.
- Crie um sistema de organização visual com etiquetas coloridas ou símbolos para seus arquivos e pastas.
- Utilize organizadores incomuns, como prateleiras de temperos ou quadros magnéticos para pequenos itens.
- Decore seu espaço de trabalho com elementos táteis, como uma bola de estresse ou massa de modelar, para promover sua concentração.
- Integre pausas curtas para movimento em sua rotina de trabalho, utilizando, por exemplo, uma mesa ajustável ou levantando-se regularmente para fazer alongamentos rápidos.
- Combine com colegas horários fixos para trabalho ininterrupto e comunique sua necessidade de tranquilidade.
- Use uma ampulheta como um temporizador visual para dividir seu tempo de trabalho e respeitar as pausas.
- Pendure imagens ou citações inspiradoras em seu local de trabalho que o motivem e influenciem positivamente seu humor.
- Crie rituais para o início e o término do trabalho, garantindo uma clara separação entre trabalho e lazer.

2. 2 Comunicação no ambiente de trabalho

A comunicação eficaz no local de trabalho é importante para todos, mas especialmente para adultos com TDAH. Dificuldades em conversas com superiores, no trabalho em equipe ou na resolução de conflitos podem ser intensificadas por desafios específicos do TDAH, como impulsividade ou sensibilidade aumentada. Isso pode levar a mal-entendidos, frustrações e conflitos que prejudicam a integração profissional. Continue lendo e descubra como superar esses desafios e desenvolver todo o seu potencial na carreira.

A comunicação aberta sobre o TDAH no local de trabalho, tanto com supervisores quanto com a equipe, reduz mal-entendidos, promove a compreensão e possibilita o desenvolvimento conjunto de estratégias para um ambiente de trabalho produtivo e de apoio.

Conversas com superiores

Conversas com superiores são inevitáveis no cotidiano de trabalho e podem apresentar dificuldades especiais para pessoas com TDAH. A crítica, muitas vezes parte dessas conversas, pode ser percebida de forma mais intensa devido à sensibilidade aumentada em relação ao TDAH, afetando negativamente a autoestima [s29]. Não é a crítica em si, mas a forma como é formulada que é decisiva. Se a crítica se concentra na pessoa ("Você está desatento"), ela é percebida de forma mais negativa do que uma crítica ao processo ("Esta tarefa requer mais atenção"). Um retorno orientado ao processo também oferece pontos concretos para melhoria. O apoio de colegas ou superiores pode atenuar os efeitos negativos da crítica [s29]. Em vez de esconder os sintomas do TDAH, uma comunicação aberta com o superior sobre o diagnóstico e seus efeitos no desempenho no trabalho pode ser útil [s30]. Isso ajuda a evitar mal-entendidos e a desenvolver estratégias em conjunto para promover a produtividade. Nesta conversa, você pode abordar, entre outras coisas, a implementação de estratégias para lidar com o estresse ou horários de trabalho mais flexíveis [s30]. Uma comunicação aberta como essa ajuda a reduzir a estigmatização e a criar um ambiente de trabalho solidário.

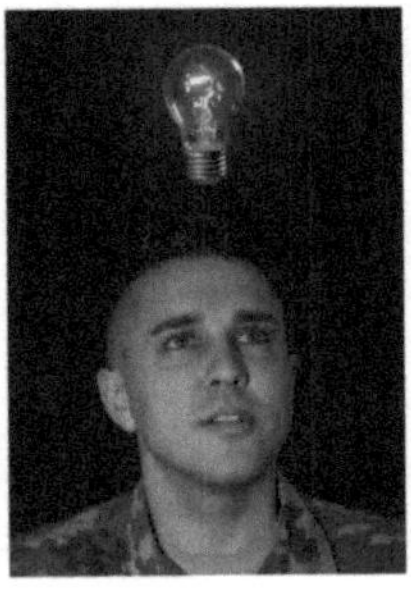

Produtividade [i19]

Bom saber

Estigmatização

A estigmatização no local de trabalho pode levar pessoas com TDAH à isolamento social e ao medo de revelar o diagnóstico. A comunicação aberta e a conscientização podem ajudar a reduzir preconceitos e a criar um ambiente de trabalho inclusivo.

Retorno orientado ao processo

Para adultos com TDAH, o retorno orientado ao processo, que se concentra na forma de trabalho em vez da pessoa, pode aumentar a motivação e possibilitar melhorias construtivas. Isso evita atribuições de culpa e direciona o foco para passos de ação concretos.

Desafios de Comunicação no Local de Trabalho

Frequência e Estilo de Comunicação com os Supervisores

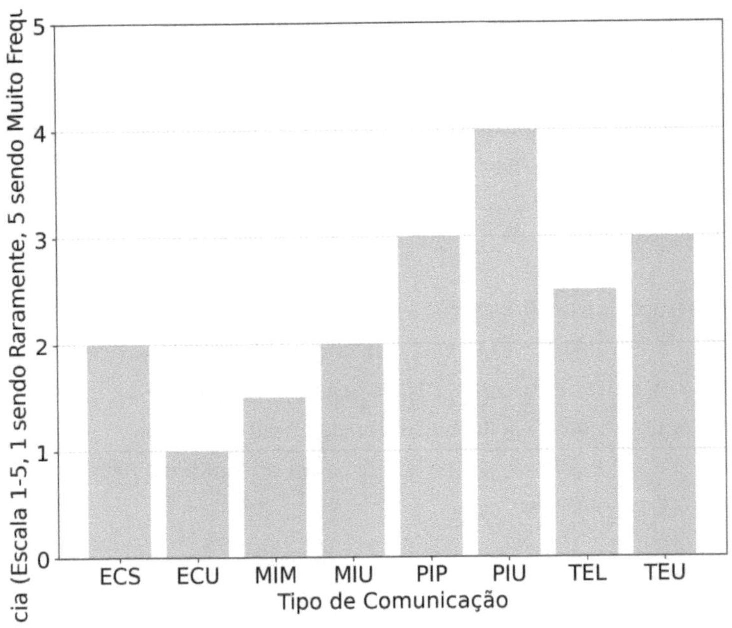

ECS: E-mail, Agendado

ECU: E-mail, Não Agendado

MIM: Mensagem Instantânea, Agendada

MIU: Mensagem Instantânea, Não Agendada

PIP: Presencial, Agendado

PIU: Presencial, Não Agendado

TEL: Telefone, Agendado

TEU: Telefone, Não Agendado

Este gráfico destaca os diversos padrões de comunicação entre funcionários com TDAH e seus supervisores. As frequências variadas e as preferências por diferentes métodos de comunicação sugerem a necessidade de flexibilidade e compreensão no local de trabalho. A prevalência de conversas não agendadas pode indicar dificuldade com planejamento ou impulsividade, enquanto a menor frequência de comunicação por e-mail pode ser atribuída a desafios com expressão escrita ou organização. A dependência relativamente alta em discussões presenciais ressalta a importância de uma comunicação clara e direta para este grupo.

Colaboração em equipe

O trabalho em equipe representa uma situação especial para muitas pessoas com TDAH, uma vez que a dinâmica e a interação exigidas podem apresentar demandas adicionais para a selbstregulation [s31]. A troca com colegas que não conhecem os próprios métodos de trabalho e necessidades pode levar a mal-entendidos ou frustrações. A comunicação aberta sobre o diagnóstico e suas implicações na colaboração pode ajudar a resolver isso Em uma conversa de equipe, por exemplo, as próprias forças e dificuldades no contexto do trabalho conjunto poderiam ser discutidas. Assim, os colegas podem entender melhor a situação e ajustar sua comunicação e interação – por exemplo, dividindo tarefas complexas em etapas menores ou utilizando ajudas visuais para estruturar projetos. Essa abordagem transparente do TDAH no local de trabalho promove compreensão e reduz potenciais conflitos. Através do desenvolvimento conjunto de soluções, cria-se uma atmosfera de trabalho inclusiva, onde todos os membros da equipe podem desenvolver seu pleno potencial [s32]. Uma abordagem multidisciplinar, que considera as perspectivas de diferentes áreas, como psicologia e gestão de pessoal, pode apoiar o desenvolvimento de estratégias eficazes para o trabalho em equipe [s32]. Assim, podem ser encontradas adaptações específicas no local de trabalho que promovam as forças dos colaboradores com TDAH e, ao mesmo tempo, minimizem suas dificuldades. A colaboração com um terapeuta ocupacional pode, por exemplo, ajudar a moldar o ambiente de trabalho de forma a apoiar a concentração e a organização.

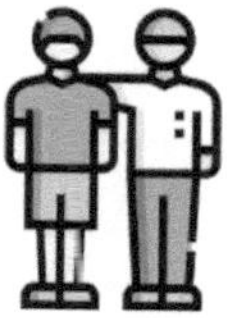

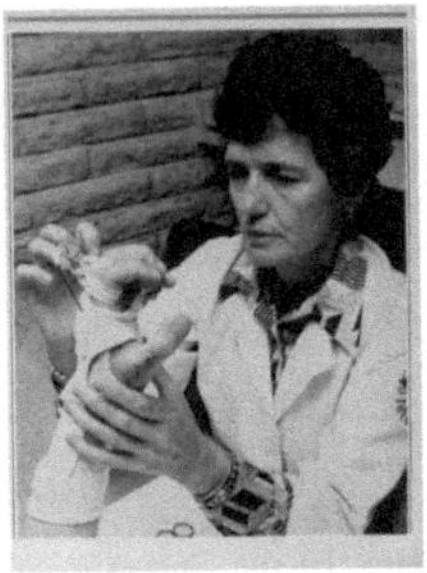

Terapeuta ocupacional [i20]

Bom saber

Abordagem multidisciplinar

Envolve a colaboração de diferentes profissionais para desenvolver uma compreensão abrangente dos desafios do TDAH no ambiente de trabalho e elaborar soluções individuais. Isso pode incluir, por exemplo, a colaboração de psicólogos, médicos, terapeutas ocupacionais e responsáveis de recursos humanos para garantir o melhor suporte possível ao colaborador afetado.

Terapeuta ocupacional

Um terapeuta ocupacional apoia as pessoas a realizarem tarefas e atividades cotidianas, apesar das limitações. No contexto do TDAH no ambiente de trabalho, um terapeuta ocupacional pode oferecer recomendações para a adaptação do local de trabalho, melhorar a organização do trabalho e o uso de ferramentas auxiliares para aumentar a concentração e a produtividade.

Interação da Equipe e TDAH

Impacto da qualidade e frequência da interação no trabalho em equipe para adultos com TDAH.

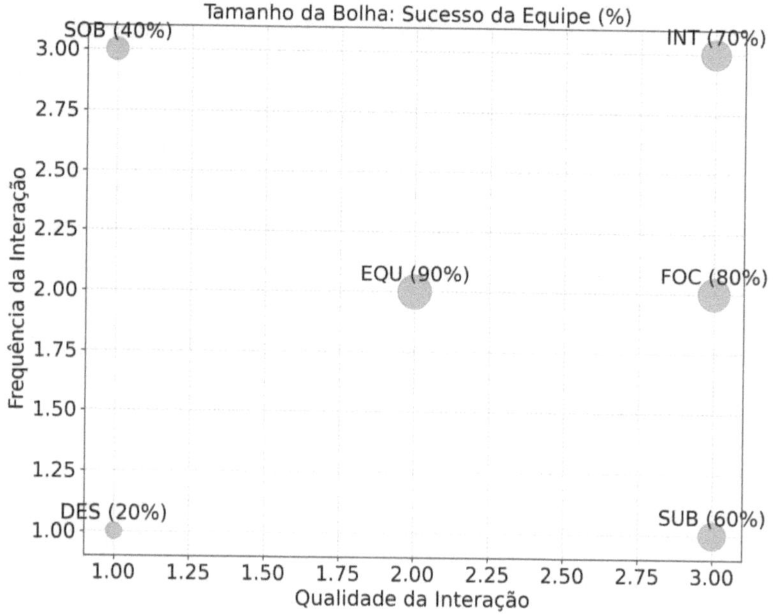

Blasengröße: Sucesso da Equipe (%)

DES: Desengajado

EQU: Equilibrado

FOC: Focado

INT: Intenso

SOB: Sobrecarregado

SUB: Subutilizado

Alta frequência de interação nem sempre é positiva; combinada com baixa qualidade, pode levar à frustração e ineficiência (por exemplo, reuniões excessivas e improdutivas). Por outro lado, a frequência moderada combinada com interações de alta qualidade (comunicação focada e clara) geralmente produz os melhores resultados. Baixa frequência com baixa qualidade sugere desengajamento e precisa de atenção. Os esforços devem se concentrar em melhorar a qualidade da interação, mesmo que a frequência permaneça moderada. Para indivíduos com TDAH, agendas claras, reuniões estruturadas e comunicação concisa são cruciais para maximizar a eficácia do trabalho em equipe.

Resolução de Conflitos

Conflitos no ambiente de trabalho são inevitáveis e podem representar um desafio especial para colaboradores com TDAH devido à sua possível impulsividade e sensibilidade aumentadas [s33]. Especialmente em situações tensas, é importante evitar reações impulsivas e, em vez disso, focar em uma comunicação ponderada. Isso significa, entre outras coisas, ouvir ativamente o interlocutor e entender sua perspectiva antes de reagir. Em vez de, por exemplo, entrar imediatamente em modo defensivo quando uma crítica é feita, pode ser útil perguntar inicialmente o que exatamente está sendo dito e quais comportamentos específicos estão por trás da crítica. Assim, é possível esclarecer mal-entendidos e trabalhar juntos em soluções. Uma comunicação calma e objetiva ajuda a desescalar a situação e possibilitar uma resolução construtiva de conflitos. Também pode ser útil fazer anotações antes de conversas potencialmente difíceis com colegas ou superiores e estruturar os próprios argumentos. Isso proporciona mais segurança e ajuda a manter a visão geral durante a conversa. Essa medida preparatória pode reduzir a carga emocional e promover a autorregulação na conversa. A psicoeducação também desempenha um papel crucial na resolução de conflitos [s33]. Uma melhor compreensão dos próprios comportamentos relacionados ao TDAH e seus impactos sobre os outros pode ajudar a reconhecer conflitos precocemente e reagir de forma adequada. Ao se deparar com o próprio diagnóstico e as dificuldades associadas, é possível desenvolver estratégias para agir de maneira mais calma e eficaz em situações de conflito. O conhecimento sobre os fundamentos neurobiológicos do TDAH também pode contribuir para fortalecer a autoestima e evitar atribuições negativas em situações de conflito. A compreensão de que certos comportamentos não são resultado de falhas pessoais, mas sim das particularidades neurológicas do TDAH, pode reduzir a carga

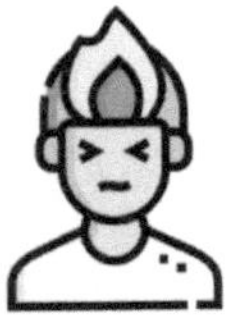

emocional em conflitos e aumentar a disposição para uma resolução construtiva.

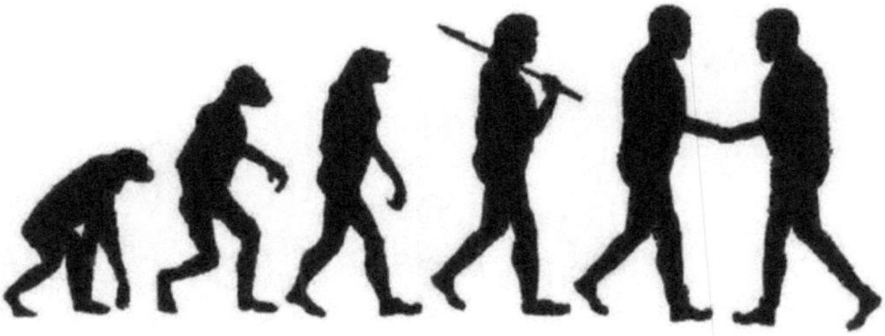

Resolução de conflitos [i21]

Estratégias de Resolução de Conflitos

Distribuição de estratégias de resolução de conflitos usadas por adultos com TDAH.

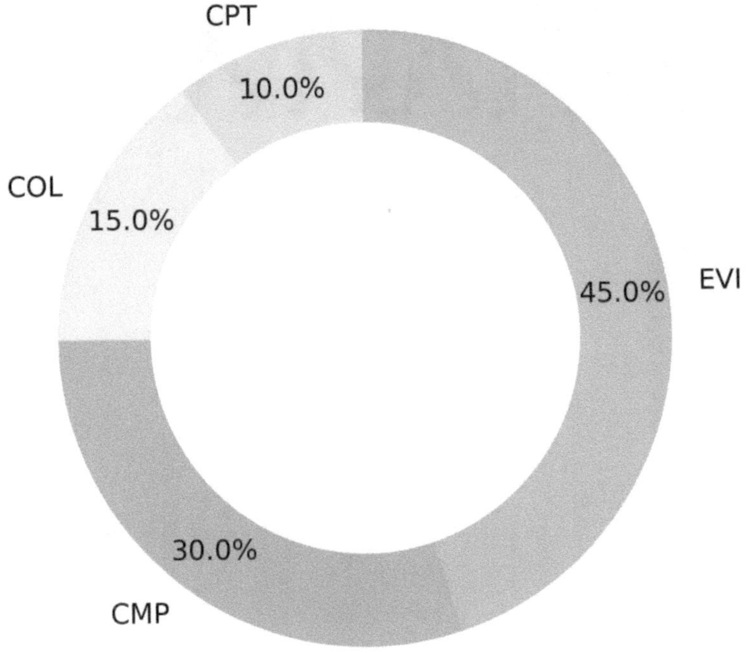

CMP: Compromisso

CPT: Competição

COL: Colaboração

EVI: Evitamento

Este gráfico destaca a prevalência de diferentes abordagens de resolução de conflitos. A predominância da evitação sugere uma dificuldade potencial em abordar diretamente o conflito. Embora o compromisso seja utilizado, as menores proporções de colaboração e competição indicam oportunidades para desenvolver habilidades de comunicação mais eficazes e assertivas. Concentrar-se na construção de estratégias colaborativas pode levar a resultados mais mutuamente benéficos em situações de conflito.

Conselhos concretos

- Combine com seu supervisor conversas de feedback regulares e breves para esclarecer mal-entendidos precocemente.
- Desenvolva, junto com colegas, sinais para a necessidade de momentos de calma ou concentração.
- Use o humor para descontraír o ambiente nas conversas e facilitar a comunicação.
- Formule tarefas e expectativas em equipe por escrito, para criar clareza e reduzir questionamentos.
- Peça aos colegas feedback direto sobre sua comunicação, para poder avaliar melhor seu comportamento.
- Prepare-se para conversas importantes com cartões de tópicos, para manter o fio da meada.
- Visualize questões complexas com esboços ou diagramas, para melhorar a compreensão.
- Reflexione sobre seu comportamento comunicativo após as conversas e anote pontos de melhoria.
- Pratique conversas difíceis em simulações com pessoas de confiança, para ganhar segurança.
- Desenvolva um ritual pessoal para lidar com o estresse antes e depois de conversas desafiadoras.
- Veja os conflitos como uma oportunidade de desenvolvimento e para um melhor entendimento na equipe.
- Use a energia da sua impulsividade para trazer novas ideias e abordagens de solução.
- Concentre-se no conteúdo das conversas e evite ataques pessoais.

2. 3 Otimização de desempenho

ADHD influencia a capacidade de desempenho profissional, especialmente em tarefas que exigem concentração e organização. Esta seção aborda estratégias práticas para otimização do desempenho, desde a distribuição de tarefas com foco nas forças individuais até medidas que promovem a concentração e uma gestão de projetos bem-sucedida. Ela demonstra como minimizar os desafios típicos do cotidiano de trabalho e utilizar as forças individuais de forma ideal. Você aprenderá como aumentar sua produtividade e facilitar sua integração profissional por meio de abordagens estruturadas, ferramentas digitais e adaptações no ambiente de trabalho. Descubra todo o seu potencial e enfrente os desafios da vida profissional com ADHD.

A otimização do desempenho em TDAH é alcançada pela combinação de foco nas forças, fluxos de trabalho estruturados e adaptação individual às próprias necessidades com a ajuda de estratégias e ferramentas digitais.

Distribuição de tarefas orientada para os pontos fortes

ADHD em adultos influencia a capacidade de desempenho, especialmente em tarefas que exigem concentração e organização. Uma distribuição de tarefas orientada para os pontos fortes ajuda a utilizar as habilidades disponíveis de forma ideal e a minimizar dificuldades. Em vez de se concentrar nas deficiências, o foco está nas áreas em que se é bom. Isso aumenta a motivação e a autoconfiança, o que impacta positivamente na capacidade de desempenho geral. [s34] Ao concentrar-se nas forças, podem ser alcançados sucessos que, por sua vez, aumentam a motivação para novas tarefas. Assim, cria-se um ciclo positivo que pode atenuar os efeitos negativos do ADHD na capacidade de desempenho. Ferramentas digitais podem apoiar a distribuição de tarefas orientada para os pontos fortes. Aplicativos de calendário com função de lembrete ajudam a manter prazos e compromissos em vista. Software de gerenciamento de projetos permite estruturar tarefas complexas em unidades menores e mais gerenciáveis. Esses auxiliares digitais podem ser personalizados e oferecem a flexibilidade frequentemente necessária em casos de ADHD. Assim, é possível otimizar o próprio modo de trabalho e adaptá-lo às forças individuais. [s34] Por exemplo, pode-se priorizar tarefas que correspondem às próprias habilidades e, assim, tornar o dia de trabalho mais eficiente. Comparando com um artesão que escolhe a ferramenta

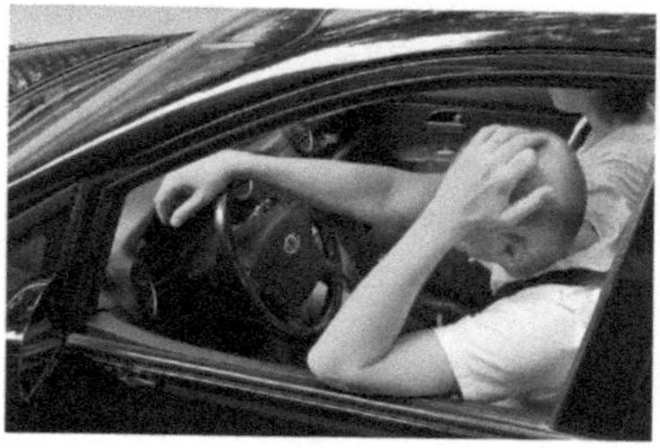

Frustração [i22]

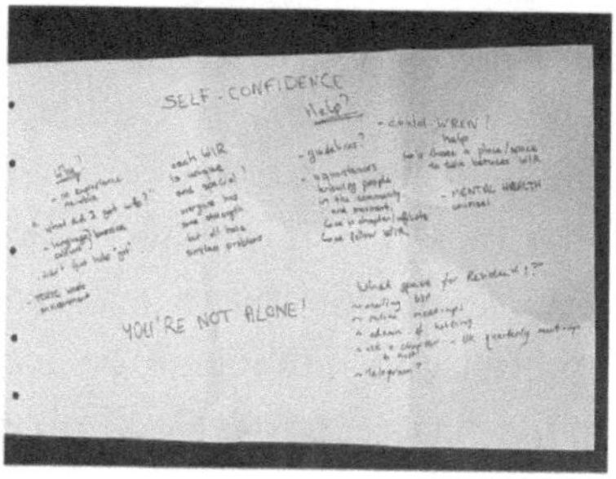

Autoconfiança [i23]

que melhor se adapta à sua tarefa, escolhe-se as tarefas que mais se adequam às próprias forças. Uma estratégia sensata é a combinação de forças e fraquezas na distribuição de tarefas. Por exemplo, pode-se agendar tarefas que exigem alta concentração em blocos de tempo em que se está particularmente produtivo. Tarefas mais difíceis podem ser combinadas com aquelas que são mais fáceis e agradáveis. Assim, a motivação é mantida e a frustração é evitada. O uso de intervenções digitais, como programas de treinamento cognitivo, pode promover especificamente as áreas em que se vê potencial de melhoria e, ao mesmo tempo, expandir as forças existentes. [s34] A integração de comunicação síncrona e assíncrona na terapia e no coaching pode melhorar ainda mais a adaptação individual do tratamento e, assim, promover as forças de forma mais direcionada. Aplicativos móveis e realidade virtual podem aumentar a motivação e o engajamento, integrando elementos lúdicos no processo terapêutico. Isso leva a uma melhor distribuição de tarefas e, em última análise, a um aumento da capacidade de desempenho. [s34] Através da combinação inteligente de forças, ferramentas digitais e uma estratégia individual, é possível otimizar a capacidade de desempenho apesar do ADHD.

Bom saber

Autoconfiança

Uma forte autoconfiança ajuda adultos com ADHD a enfrentar desafios e lidar com contratempos. Sucessos, por menores que sejam, fortalecem a autoconfiança e promovem a capacidade de desempenho. Conversas internas positivas e o foco nas próprias forças podem expandir ainda mais a autoconfiança.

Ferramentas Digitais

Ferramentas digitais, como aplicativos de calendário, software de gerenciamento de projetos e programas de anotações, podem ajudar adultos com ADHD a organizar suas tarefas, manter prazos em vista e utilizar seu tempo de forma eficaz. Essas ferramentas oferecem estrutura e apoiam a autorregulação, o que impacta positivamente na capacidade de desempenho.

Programas de Treinamento Cognitivo

Programas de treinamento cognitivo são exercícios especialmente desenvolvidos que treinam a atenção, a memória e as funções executivas. Esses programas podem ajudar adultos com ADHD a melhorar suas habilidades cognitivas e, assim, aumentar sua capacidade de desempenho.

Realidade Virtual

A realidade virtual pode ser utilizada na terapia e no coaching para simular cenários realistas e, assim, treinar competências sociais ou estratégias de enfrentamento do estresse. Para adultos com ADHD, isso pode ser um método motivador e eficaz para aprender novas habilidades.

Alocação de Tarefas Baseada em Pontos Fortes

Impacto do tipo de tarefa no desempenho.

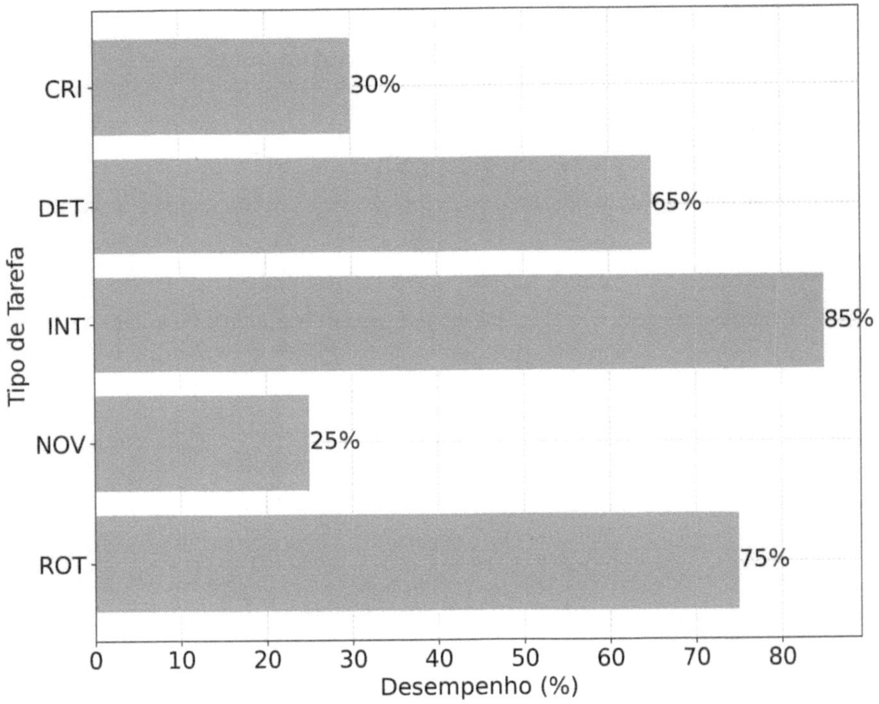

CRI: Tarefas Criativas

DET: Tarefas Orientadas a Detalhes

INT: Tarefas de Alto Interesse

NOV: Tarefas Novas

ROT: Tarefas de Rotina

Este gráfico visualiza os níveis de desempenho relativo em vários tipos de tarefas. As atividades de alto interesse demonstram um desempenho significativamente maior. Aproveitar esses pontos fortes pode levar ao aumento da produtividade e da motivação.

Medidas de promoção da concentração

A capacidade de concentração pode ser melhorada por meio de várias estratégias. Além de métodos estabelecidos, como a terapia comportamental e técnicas de comportamento cognitivo [s35], procedimentos como achtsamkeitstraining estão se tornando cada vez mais importantes [s35]. O treinamento de atenção plena promove a percepção consciente do momento presente, sem julgamento, e pode ajudar a focar melhor a atenção e reduzir distrações. Além disso, terapias cognitivas que mostraram efeitos positivos em adultos tratados com medicamentos podem aumentar ainda mais o desempenho da concentração [s36]. Por exemplo, um plano diário estruturado, que prevê horários fixos para trabalho, pausas e atividades de lazer, pode ajudar a manter o foco e estabilizar a capacidade de concentração ao longo do dia. A importância de um sono adequado para o desempenho cognitivo, especialmente em adultos com TDAH, é enfatizada por pesquisas recentes [s37]. Estudos mostram que um aumento da sonolência diurna está associado a perdas de desempenho cognitivo e correlaciona-se com a gravidade dos sintomas de TDAH [s37]. Portanto, a otimização do comportamento de sono é um aspecto importante na melhoria da concentração. Isso pode ser alcançado por meio de horários regulares de sono, a criação de um ambiente de sono ideal e a abstinência de bebidas com cafeína antes de dormir. A integração de um registro de sono objetivamente capturado pode ajudar a avaliar a qualidade do sono individual e fazer ajustes, se necessário [s37]. Além desses abordagens não farmacológicas, a terapia farmacológica, muitas vezes em combinação com o desenvolvimento de habilidades e psicoterapia, desempenha um papel importante [s35]. Vários medicamentos são utilizados, cuja dosagem e eficácia devem ser ajustadas individualmente. Neurofeedback, um procedimento em que a atividade cerebral é medida e devolvida ao paciente, oferece um outro método terapêutico promissor para melhorar a concentração [s35]. Embora mais pesquisas sobre a eficácia sejam necessárias, estudos iniciais indicam efeitos positivos. Através do treinamento de neurofeedback, os pacientes aprendem a influenciar conscientemente sua atividade cerebral e, assim, aumentar sua capacidade de concentração. A combinação de diferentes abordagens terapêuticas, chamada de multimodal, pode melhorar ainda mais os resultados do tratamento e inclui, além de aconselhamento educacional e familiar, também suporte individual [s36]. Um planejamento educacional especializado que aborde as dificuldades individuais é essencial [s36]. No geral, um plano de tratamento individual que considere as várias opções terapêuticas e se ajuste às necessidades específicas do paciente é a chave para a melhoria bem-sucedida da capacidade de concentração em adultos com TDAH. Tanto medidas farmacológicas quanto não farmacológicas devem ser consideradas. A participação ativa do paciente na elaboração do plano de tratamento e a contínua adaptação ao progresso individual são decisivas para o sucesso a longo prazo.

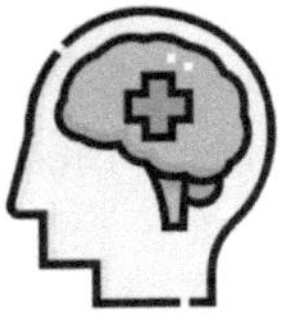

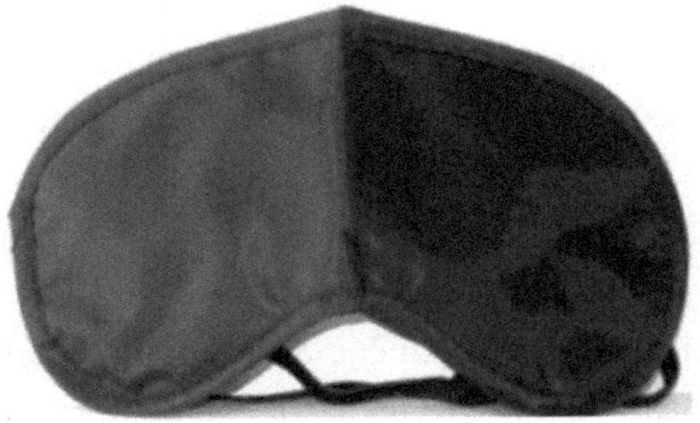

Diário do sono [i24]

Abordagens não farmacológicas

Abordagens não farmacológicas para melhorar a concentração em adultos com TDAH incluem métodos como terapia comportamental, treinamento de atenção plena, terapias cognitivas e otimização do comportamento de sono. Essas abordagens visam melhorar a concentração e o desempenho sem o uso de medicamentos.

Registro de Sono

Um registro de sono ajuda adultos com TDAH a analisar seus hábitos de sono e identificar potenciais distúrbios do sono. Ao documentar horários de sono, duração do sono e qualidade do sono, eles podem reconhecer padrões e tomar medidas para melhorar seu sono e aumentar sua concentração.

Terapia Comportamental Cognitiva

A terapia comportamental cognitiva ajuda adultos com TDAH a reconhecer e mudar padrões de pensamento e comportamentos negativos que afetam sua concentração e desempenho. Ao desenvolver novas estratégias e mecanismos de enfrentamento, eles podem melhorar sua concentração e alcançar seus objetivos de forma mais eficaz.

Terapia Farmacológica

A terapia farmacológica para TDAH na idade adulta envolve a administração de medicamentos que podem melhorar a concentração e a atenção. A seleção e dosagem dos medicamentos são feitas individualmente e em consulta com um médico.

Eficácia das Estratégias de Aumento da Concentração

Comparação da eficácia de várias estratégias de aumento da concentração.

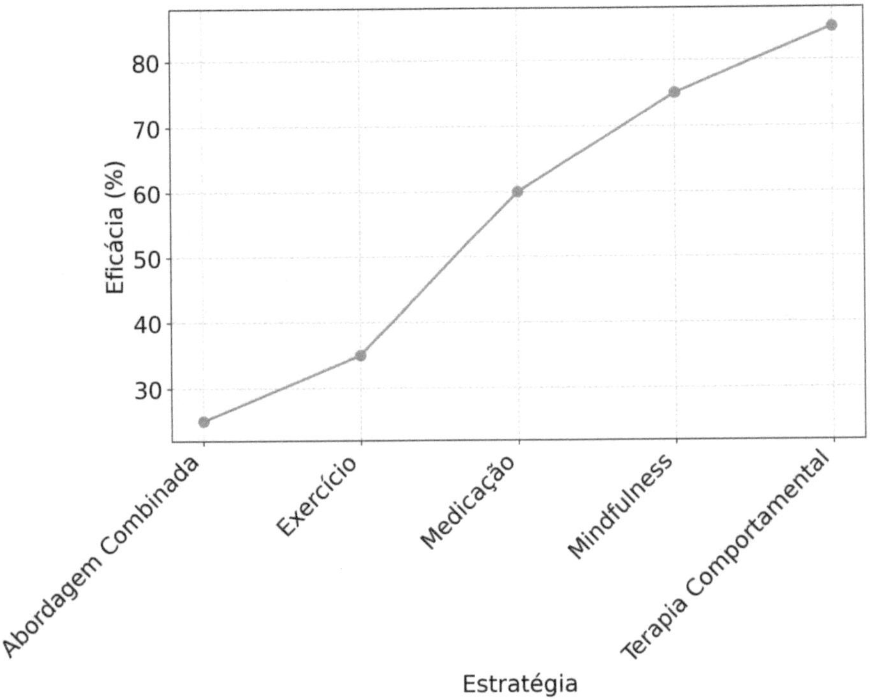

Este gráfico ilustra a eficácia relativa de diferentes estratégias para melhorar a concentração. Embora a medicação e a terapia comportamental mostrem o maior impacto, a combinação de múltiplas abordagens parece produzir os melhores resultados. Ajustes no estilo de vida, como exercício e atenção plena, contribuem positivamente, mas são menos eficazes quando usados isoladamente. Os dados sugerem que uma abordagem holística, incorporando múltiplas estratégias, é mais benéfica para controlar as dificuldades de atenção.

Gestão de Projetos Bem-Sucedida

A gestão de projetos oferece às pessoas com TDAH no ambiente de trabalho estruturas valiosas. Ao dividir grandes empreendimentos em tarefas menores e mais gerenciáveis, cria-se um quadro de ação claro. Isso reduz a sensação de sobrecarga e promove a concentração em etapas individuais do trabalho. Uma tal estruturação ajuda a manter a visão geral e a estabelecer prioridades, o que, por sua vez, aumenta a motivação e a sensação de sucesso [s38]. Entre outras coisas, o uso de software de gestão de projetos ou mesmo listas de tarefas simples pode facilitar a organização e o planejamento de projetos. Prazos para as tarefas individuais criam uma orientação adicional e ajudam a definir metas realistas. A verificação regular do progresso e, se necessário, a adaptação do planejamento à situação real garantem a flexibilidade frequentemente necessária no TDAH. A combinação de estruturas claras, metas realistas e adaptações flexíveis pode otimizar o desempenho na gestão de projetos, mesmo com TDAH [s38]. A implementação de rotinas e hábitos, como horários de trabalho fixos ou pausas regulares, apoia a estruturação do dia a dia e contribui para a melhoria da concentração e produtividade. A configuração consciente do ambiente de trabalho, por exemplo, através da redução de distrações ou do uso de ajudas visuais, pode facilitar a concentração nas tarefas em andamento. A integração dessas estratégias no processo de gestão de projetos permite uma adaptação individual às necessidades específicas de adultos com TDAH e, assim, contribui para uma melhoria sustentável do desempenho. É importante reconhecer as próprias forças e integrá-las no processo de gestão de projetos. Por exemplo, tarefas criativas podem ser priorizadas ou tarefas complexas podem ser divididas em unidades menores e mais gerenciáveis para aumentar a motivação e a sensação de sucesso.

A combinação de fluxos de trabalho estruturados com adaptações individuais às próprias forças e necessidades é a chave para uma gestão de projetos bem-sucedida no TDAH. A reflexão sobre o próprio modo de trabalho e a otimização contínua do processo de gestão de projetos são essenciais. Ao analisar regularmente os próprios progressos e desafios e, se necessário, ajustar as estratégias aplicadas, é possível aumentar continuamente a própria capacidade de desempenho e minimizar os impactos negativos do TDAH na vida profissional. A configuração consciente do ambiente de trabalho, a integração de rotinas e o uso de digitalen_tools são outros componentes importantes para uma gestão de projetos bem-sucedida.

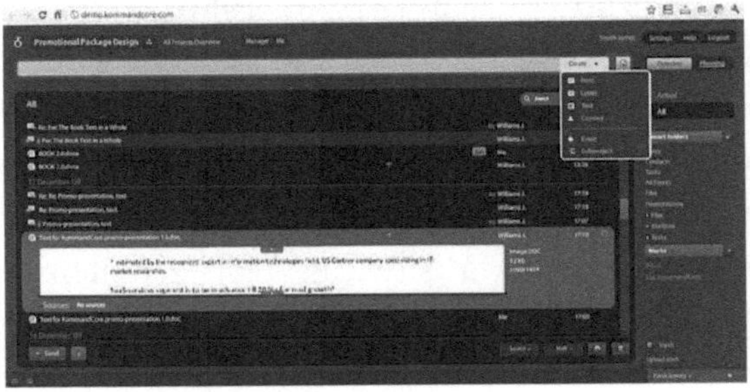

Software de gerenciamento de projetos [i25]

Bom saber

Ajudas Visuais

Ajudas visuais, como diagramas, mapas mentais ou marcações coloridas, podem facilitar o processamento de informações e a organização para adultos com TDAH, além de promover a concentração.

Software de Gestão de Projetos

Software especializado pode facilitar significativamente a organização e o planejamento de projetos, especialmente no caso do TDAH. Funções como gerenciamento de tarefas, agendamento e controle de progresso oferecem estrutura e transparência.

Distribuição da Fase do Projeto para Gestão de TDAH

Alocação de tempo entre as fases do projeto de gerenciamento de TDAH.

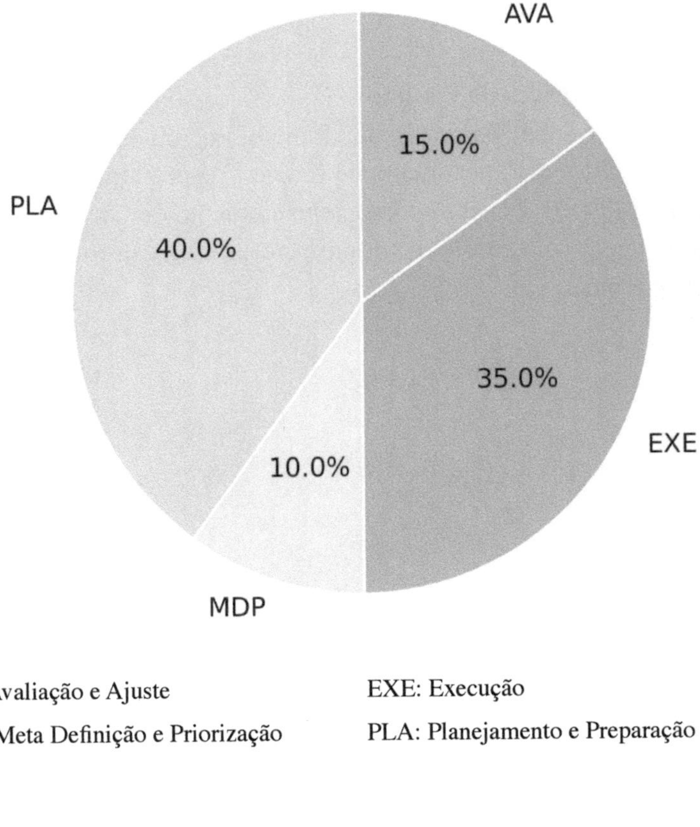

AVA: Avaliação e Ajuste

EXE: Execução

MDP: Meta Definição e Priorização

PLA: Planejamento e Preparação

A maior parte do tempo é dedicada ao Planejamento e Preparação, enfatizando a importância de uma abordagem estruturada para indivíduos com TDAH. A execução ocupa uma parte significativa, destacando a necessidade de gerenciamento eficiente de tarefas. Embora a Avaliação e o Ajustamento e a Definição de Metas e Priorização sejam menores, eles são cruciais para a melhoria contínua e o alinhamento das ações com os objetivos gerais. Essa distribuição sugere uma abordagem proativa e iterativa para gerenciar o TDAH na vida diária.

Conselhos concretos

- Utilize suas forças como trampolim para novas áreas de atuação e amplie seu perfil de competências.
- Visualize seu caminho profissional e defina metas intermediárias que correspondam à sua capacidade individual.
- Construa uma rede de mentores e colegas que promovam suas forças e o apoiem em desafios.
- Reflita regularmente sobre seu modo de trabalho e identifique potenciais de melhoria em sua auto-organização.
- Estabeleça metas de desempenho realistas e recompense-se por sucessos alcançados, para aumentar sua motivação.
- Integre pausas conscientes e técnicas de relaxamento em sua rotina de trabalho, para regenerar sua capacidade de concentração.
- Experimente diferentes modelos de horário de trabalho e encontre o ritmo que melhor se adapta a você.
- Documente seus sucessos e apresente-os ao seu superior, para tornar sua capacidade de desempenho visível.
- Aproveite as oportunidades de formação para expandir suas forças e adquirir novas competências.
- Desenvolva uma estratégia individual para lidar com fracassos e veja-os como uma oportunidade de aprendizado.
- Comunique suas necessidades de forma aberta e honesta com seu empregador, para criar juntos condições de trabalho ideais.
- Busque ativamente desafios que lhe tragam prazer e que testem suas forças.
- Reflita sobre seus valores profissionais e encontre uma atividade que se alinhe aos seus objetivos pessoais.

Revisão - 2. Integração profissional

Uma integração profissional bem-sucedida com TDAH requer uma abordagem individualizada que leve em consideração suas forças e, ao mesmo tempo, ofereça estratégias para lidar com seus desafios. O primeiro passo é criar um ambiente de trabalho que favoreça sua concentração. Estabeleça um local de trabalho fixo, livre de distrações, que permita que você trabalhe de forma focada. Considere quais estímulos visuais e acústicos o incomodam e como você pode minimizá-los. Fones de ouvido com isolamento acústico, uma mesa organizada e lugares fixos para seus objetos pessoais podem oferecer um suporte valioso. A ergonomia do seu espaço de trabalho, como uma mesa ajustável em altura ou uma cadeira confortável, também pode influenciar positivamente sua concentração e bem-estar. Experimente diferentes opções de design e descubra qual ambiente mais lhe agrada.

Além da organização espacial, a estruturação temporal desempenha um papel crucial. Elabore planos diários e semanais, reservando janelas de tempo fixas para tarefas específicas. Divida grandes projetos em etapas menores e gerenciáveis e estabeleça metas realistas. Utilize calendários digitais e listas de tarefas para manter o controle e não perder prazos. Técnicas como o método Pomodoro, que divide seu tempo de trabalho em intervalos de, por exemplo, 25 minutos, seguidos de breves pausas, podem ajudá-lo a manter a concentração e prevenir a exaustão. Seja flexível e ajuste sua programação de acordo com suas necessidades individuais e seu estado diário.

A comunicação com colegas e supervisores pode ser um desafio no ambiente de trabalho. Não hesite em falar abertamente sobre seu diagnóstico de TDAH, se se sentir confortável. Explique ao seu entorno como o TDAH afeta seu modo de trabalhar e que tipo de apoio você precisa para otimizar suas forças. Críticas construtivas são importantes para seu desenvolvimento profissional, mas certifique-se de que sejam formuladas de maneira processual e ofereçam pontos concretos para melhoria. Busque o diálogo com colegas e supervisores para evitar mal-entendidos e desenvolver soluções em conjunto. Uma comunicação aberta e um ambiente de trabalho compreensivo são fundamentais para uma integração bem-sucedida.

A implementação dessas estratégias pode ser difícil no início e requer paciência e perseverança. Não desanime se nem tudo der certo imediatamente. Reflita regularmente sobre seus progressos e desafios e ajuste suas estratégias conforme necessário. Procure apoio de um coach, terapeuta ou grupo de autoajuda. Com a estratégia certa e o suporte adequado, você pode superar os desafios relacionados ao TDAH e alcançar seus objetivos profissionais com sucesso. Concentre-se em suas forças, utilize os recursos disponíveis e atue de forma ativa e autônoma em sua integração profissional. Você tem o potencial para ter sucesso – acredite em si mesmo!

3. Possibilidades terapêuticas

O que realmente ajuda no TDAH na idade adulta? A busca pelo tratamento adequado muitas vezes se assemelha a uma jornada através de diferentes abordagens e métodos terapêuticos. Enquanto algumas pessoas optam por caminhos de tratamento clássicos, outras descobrem para si mesmas opções complementares ou alternativas. A terapia moderna para TDAH oferece uma ampla gama de opções que podem ser combinadas individualmente. Neste capítulo, exploraremos juntos os principais componentes de um tratamento bem-sucedido para TDAH e mostraremos como você pode encontrar o caminho terapêutico ideal para você.

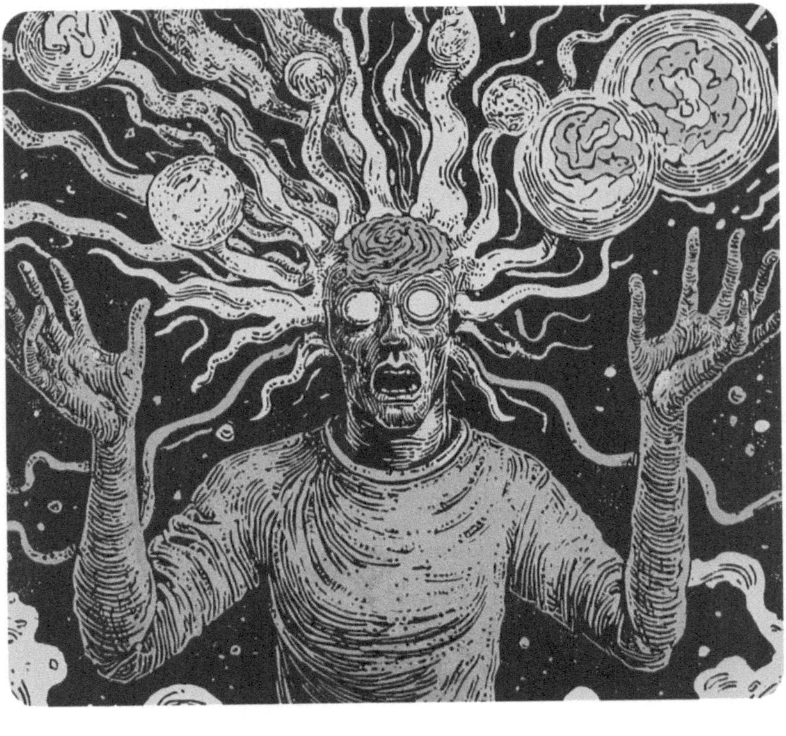

3. 1 Tratamento medicamentoso

O tratamento medicamentoso oferece, na idade adulta com TDAH, a oportunidade de influenciar positivamente a concentração, a atenção e o controle de impulsos. Para isso, são utilizadas diferentes classes de substâncias, cada uma com mecanismos de ação e perfis de efeitos colaterais específicos. A escolha e a dosagem corretas do medicamento são decisivas para o sucesso da terapia e exigem uma cuidadosa consideração de fatores individuais. Continue lendo para saber mais sobre os diferentes medicamentos, sua aplicação e o gerenciamento de possíveis efeitos colaterais, a fim de melhorar sua qualidade de vida de forma sustentável.

O tratamento medicamentoso bem-sucedido do TDAH requer uma adaptação individual do medicamento, da dosagem e do plano de administração, em estreita colaboração com o médico e levando em consideração possíveis efeitos colaterais e seu manejo.

Grupos de substâncias ativas

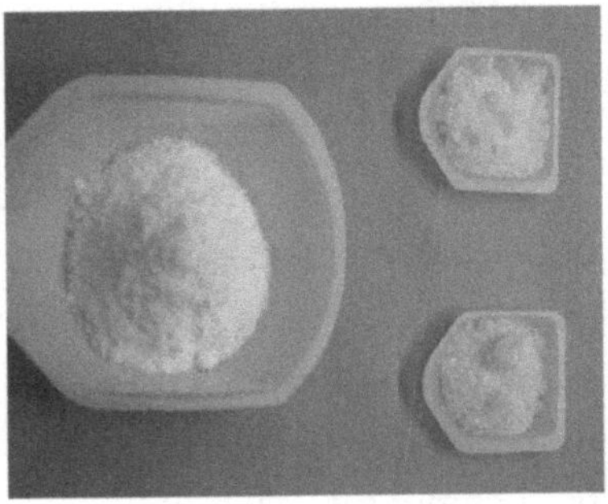

Anfetamina [i26]

Na terapia medicamentosa para o TDAH em adultos, diferentes grupos de substâncias ativas são utilizados. De forma geral, podem ser divididos em estimulantes e não-estimulantes. [s39] Os estimulantes aumentam a vigilância, a atenção e a energia. [s40] Eles atuam bloqueando a reabsorção de noradrenalina e dopamina. [s41] Entre os estimulantes estão o metilfenidato, anfetamina, dexanfetamina e lisdexamfetamina. [s42] O metilfenidato é o medicamento mais frequentemente prescrito. [s42] É importante notar que, embora os

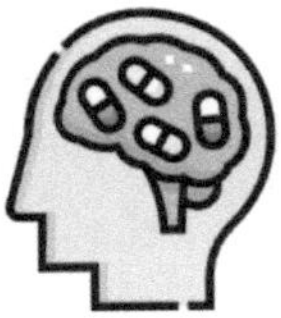

estimulantes sejam seguros sob supervisão médica, apresentam potencial de abuso e devem ser usados com cautela durante a gravidez. [s40] [s43] Os possíveis efeitos colaterais dos estimulantes incluem insônia, falta de apetite, náuseas, aumento da frequência cardíaca, pressão arterial elevada, dores de cabeça e perda de peso. [s41] [s43] Esses efeitos colaterais são dependentes da dose, ocorrendo com menos frequência em doses mais baixas. [s41] Se você tiver certas doenças cardiovasculares, distúrbios psiquiátricos ou dependência, deve ter cuidado ao tomar estimulantes. [s43]

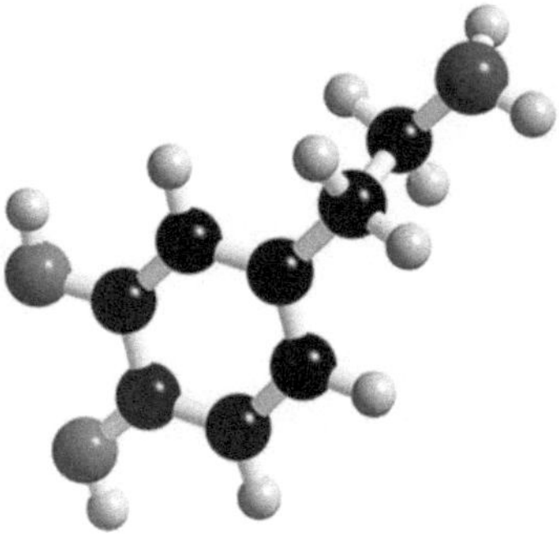

Dopamina [i27]

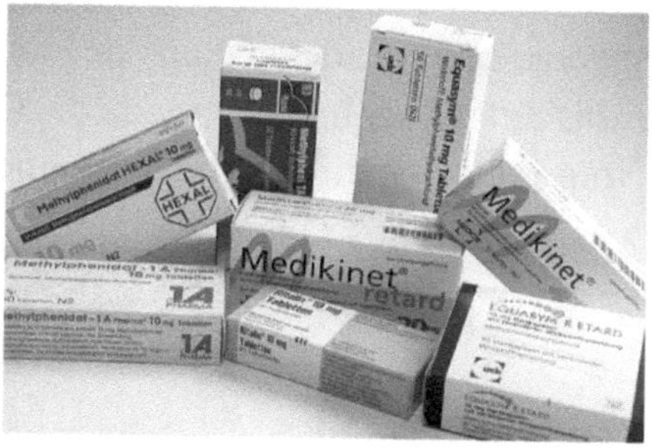

Metilfenidato [i28]

Os não-estimulantes oferecem uma alternativa quando os estimulantes não são tolerados ou não são eficazes. [s41] Atomoxetina, bupropiona e guanfacina são exemplos desse grupo de substâncias. [s42] [s39] A atomoxetina inibe o transportador de noradrenalina pré-sináptico, mas tem um modo de ação mais lento do que os estimulantes. [s41] Certos antidepressivos e agonistas alfa-2 adrenérgicos também podem ser utilizados no TDAH, especialmente em casos de comorbidades. [s41] O uso simultâneo de vários medicamentos (polifarmácia) é comum em adultos com TDAH e aumenta com a idade. [s42] Pacientes que tomam medicamentos para TDAH frequentemente recebem outros medicamentos, especialmente para o sistema respiratório, trato digestivo e sistema cardiovascular, além de psicofármacos como antipsicóticos ou

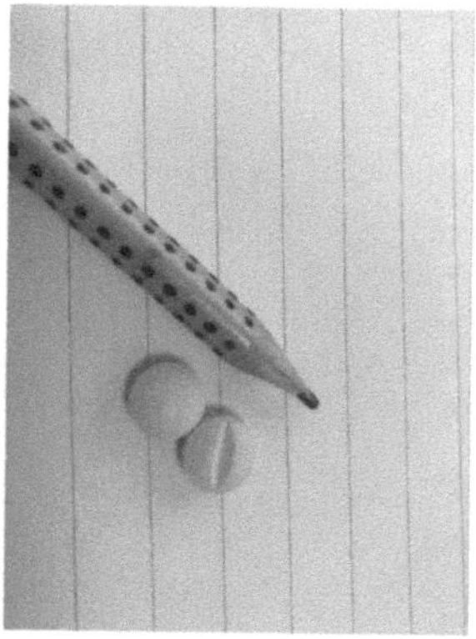

Antidepressivos [i29]

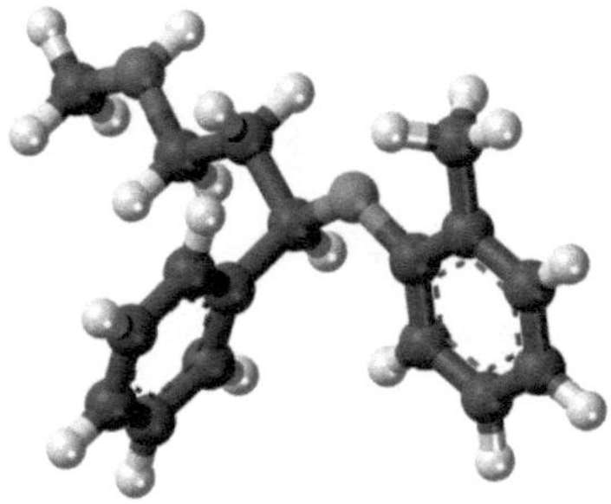

Atomoxetina [i30]

medicamentos para dependência. [s42] A escolha do medicamento adequado e a dosagem correta dependem de fatores individuais e devem sempre ser discutidas com um médico. O acompanhamento médico regular é importante para verificar a eficácia da terapia e identificar e tratar possíveis efeitos colaterais.

Distribuição de Medicação para TDAH

Distribuição das classes de medicamentos para TDAH.

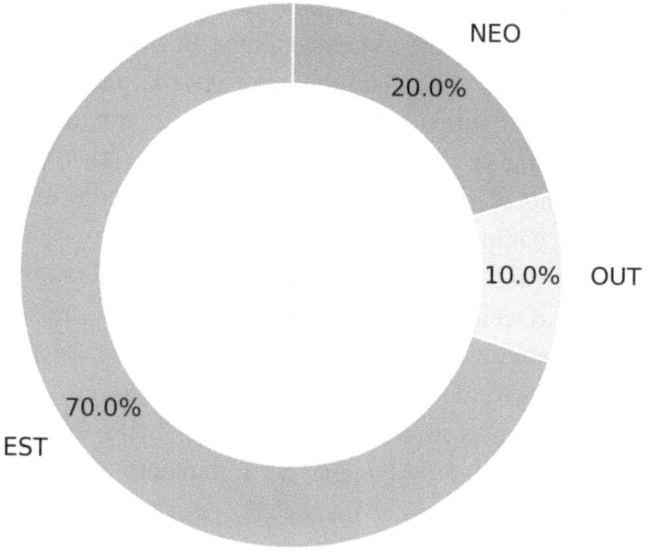

- EST: Estimulantes (ex: Metilfenidato, Anfetamina)
- NEO: Não Estimulantes (ex: Atomoxetina, Guanfacina)
- OUT: Outros Medicamentos (ex: agonistas alfa-2, antidepressivos)

Estimulantes representam a maior parte das medicações para TDAH, destacando seu uso comum. Não estimulantes oferecem uma opção de tratamento alternativa para aqueles que não toleram ou se beneficiam de estimulantes. Embora menos frequentemente prescritos, outros medicamentos como agonistas alfa-2 ou antidepressivos podem desempenhar um papel no gerenciamento de sintomas específicos de TDAH ou condições coexistentes.

Planos de administração

Os planos de administração para medicamentos de TDAH são individuais e dependem de vários fatores, como o medicamento escolhido, sua duração de ação e as necessidades pessoais. Estimulantes de curta duração podem precisar ser tomados várias vezes ao dia para garantir um efeito uniforme ao longo do dia. Medicamentos de longa duração, por outro lado, geralmente são administrados apenas uma vez ao dia, geralmente pela manhã. Isso pode melhorar a adesão ao tratamento, pois não é necessário lembrar-se de tomar o medicamento várias vezes. Um plano de administração consistente, que se encaixe no próprio ritmo diário, é crucial para garantir o sucesso do tratamento. [s44] Assim, a administração matinal pode ser útil para trabalhadores, a fim de promover a concentração durante o horário de trabalho, enquanto estudantes podem se beneficiar de uma dose antes das fases de estudo. O desenvolvimento de tal plano deve ser feito em consulta com o médico e levar em consideração as circunstâncias de vida individuais. Estabelecer em conjunto o plano de tratamento com o médico pode, segundo estudos, aumentar a disposição para tomar a medicação. [s44] Isso ressalta a importância de uma relação médico-paciente colaborativa, onde os objetivos e estratégias de tratamento são discutidos abertamente e ajustados em conjunto. Tal abordagem pode não apenas melhorar a adesão ao tratamento, mas também influenciar positivamente a satisfação com o tratamento. [s44] Além do planejamento temporal, o modo de administração também desempenha um papel. Alguns medicamentos são tomados com líquido, enquanto outros podem ser mastigados ou dissolvidos. As instruções específicas na bula devem ser seguidas. Consultas médicas regulares são essenciais para verificar a eficácia do medicamento e ajustar o plano de administração, se necessário. Assim, efeitos indesejados podem ser minimizados e o melhor resultado terapêutico pode ser alcançado.

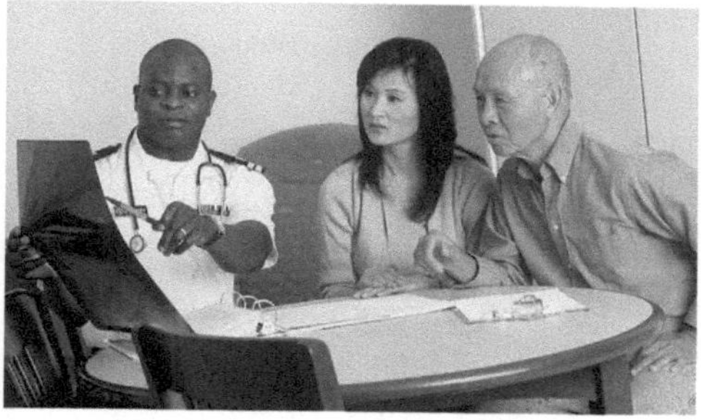

relação médico-paciente [i31]

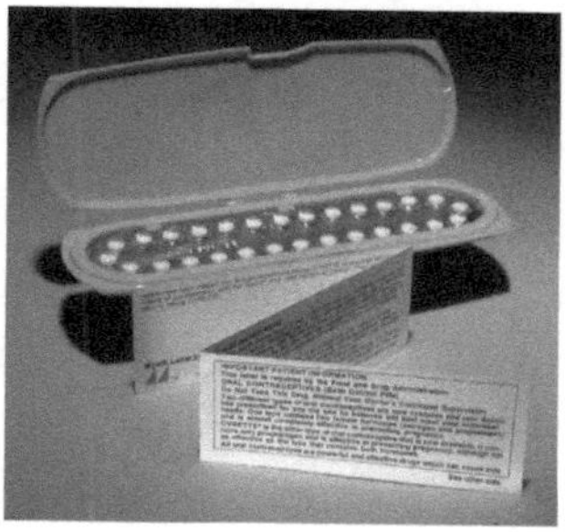

Folheto informativo [i32]

Bom saber

Adesão ao tratamento

A adesão ao tratamento, também conhecida como aderência ou compliance, refere-se a quão precisamente um paciente segue as instruções do médico sobre a administração de medicamentos. Uma boa adesão ao tratamento é importante para o sucesso do tratamento do TDAH. Fatores que podem influenciar a adesão ao tratamento incluem a complexidade do plano de administração, a ocorrência de efeitos colaterais e a relação médico-paciente.

Estimulantes

Estimulantes são uma classe de medicamentos que aumentam a atividade do sistema nervoso central. No TDAH em adultos, eles podem ajudar a melhorar a concentração, atenção e controle de impulsos. É importante discutir a dosagem correta e o plano de administração com um médico para minimizar os efeitos colaterais.

Relação médico-paciente

A relação médico-paciente descreve a interação e comunicação entre um médico e seu paciente. Uma relação médico-paciente de confiança e aberta é importante para o sucesso do tratamento do TDAH. Ela permite que o paciente expresse suas preocupações e perguntas abertamente e que o médico ajuste o tratamento de forma individual.

Nível de Medicação ao Longo do Tempo

Ilustra a concentração típica de medicação para TDAH na corrente sanguínea ao longo de um dia.

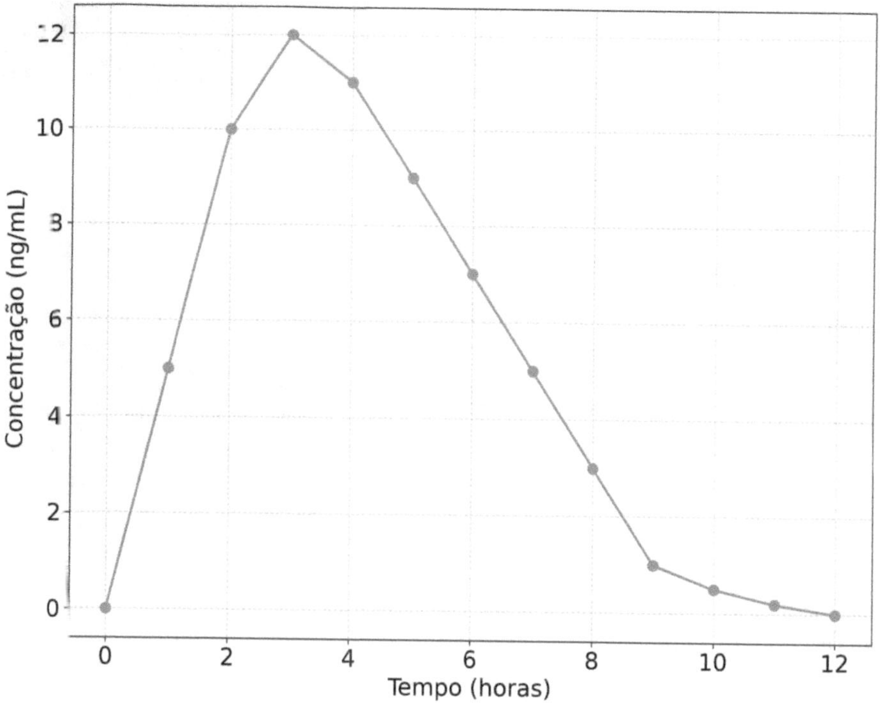

O gráfico mostra um rápido aumento na concentração da medicação após a ingestão, atingindo um pico seguido por um declínio gradual. Isso reflete como a medicação estimulante para TDAH funciona, fornecendo um aumento no foco e na atenção que diminui à medida que a medicação é metabolizada. O tempo e a duração do efeito podem variar dependendo da medicação específica e de fatores individuais.

Gestão de Efeitos Colaterais

Efeitos colaterais de medicamentos para TDAH são comuns, mas geralmente controláveis. O perfil de efeitos colaterais varia conforme o grupo de substâncias. Enquanto os estimulantes tendem a causar falta de apetite, insônia, dores de cabeça ou aumento da frequência cardíaca [s45] [s46] [s47], os não-estimulantes podem provocar problemas digestivos, fadiga ou alterações de humor [s48]. É importante ressaltar que nem todos os pacientes experimentam todos ou os mesmos efeitos colaterais. A intensidade dos efeitos colaterais também depende da dosagem [s45]. Se efeitos colaterais ocorrerem, o primeiro passo é discuti-los com o médico responsável. Um ajuste na dosagem ou uma troca de medicamento pode frequentemente ajudar [s45] [s48]. Por exemplo, em relação aos estimulantes, uma redução na dosagem ou uma mudança no horário de administração pode mitigar distúrbios do sono [s45] [s49]. Se um estimulante causar efeitos colaterais como alterações de humor, pode-se considerar a troca para outro estimulante ou um não-estimulante [s45]. A combinação com outros medicamentos também pode ajudar a tratar efeitos colaterais específicos [s49]. Em caso de efeitos colaterais persistentes ou severos, a interrupção do tratamento não deve ser feita de forma unilateral [s48]. Uma conversa aberta com

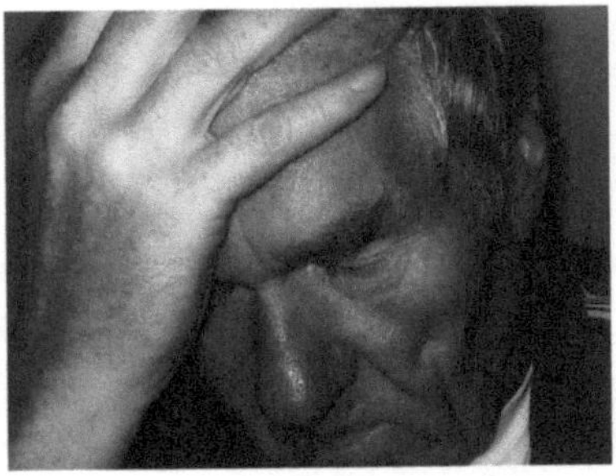

Fadiga [i33]

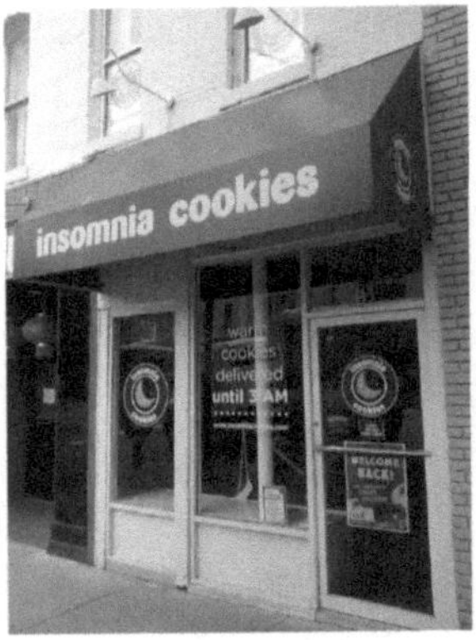

Insônia [i34]

o médico é essencial para encontrar uma solução que assegure o sucesso do tratamento e, ao mesmo tempo, considere o bem-estar do paciente. Além do tratamento medicamentoso, medidas não medicamentosas como psicoterapia, exercícios físicos e uma alimentação saudável podem contribuir para aliviar os sintomas do TDAH e minimizar os efeitos colaterais. Assim, uma higiene do sono regular, composta por horários fixos para dormir e um ritual noturno relaxante, pode ajudar a combater problemas de sono que podem ser exacerbados por estimulantes [s49]. A combinação de diferentes abordagens terapêuticas permite desenvolver um plano de tratamento individualizado que atenda às necessidades do paciente. A colaboração estreita entre médico e paciente é crucial para otimizar a terapia e melhorar a qualidade de vida. Um monitoramento contínuo de parâmetros vitais, mudanças de comportamento e possíveis anormalidades psiquiátricas também é importante para reagir precocemente a efeitos adversos de medicamentos [s50].

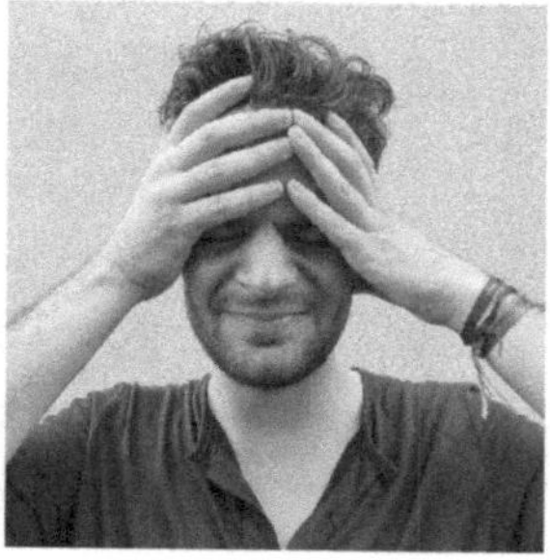

Dor de cabeça [i35]

Efeitos Colaterais da Medicação para TDAH em Adultos

Frequência de efeitos colaterais comuns

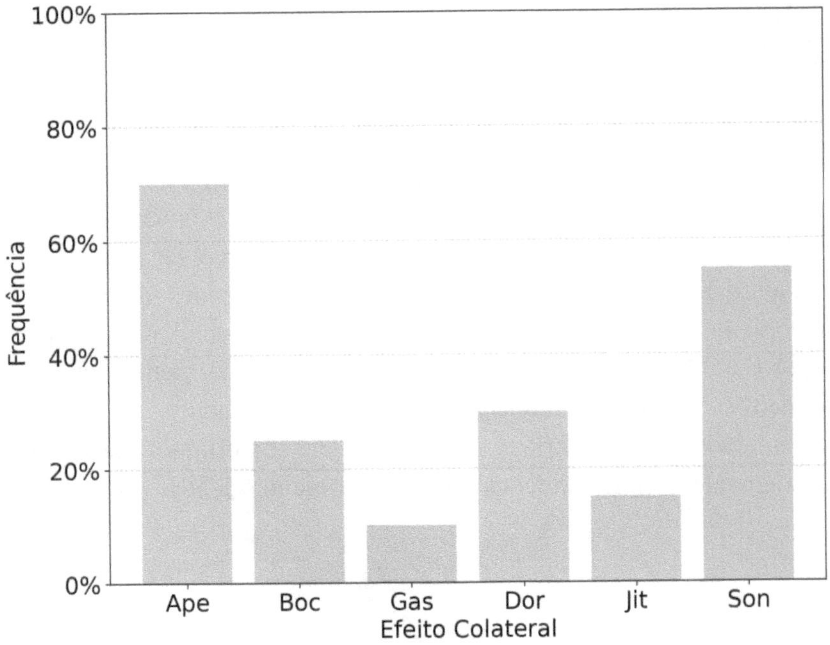

Ape: Supressão do Apetite

Boc: Boca Seca

Dor: Dor de Cabeça

Gas: Problemas Gastrointestinais

Jit: Nervosismo

Son: Dificuldades para Dormir

Este gráfico ilustra a frequência relativa de efeitos colaterais comuns associados à medicação para TDAH em adultos. A supressão do apetite parece ser o efeito colateral mais prevalente, seguida por dificuldades para dormir. Embora menos comuns, dores de cabeça e boca seca ainda são experimentadas por uma parcela notável de pacientes. A menor incidência de nervosismo e problemas gastrointestinais sugere que esses efeitos colaterais podem ser menos problemáticos para a maioria dos indivíduos que tomam medicação para TDAH. É crucial lembrar que as experiências individuais podem variar e os pacientes devem consultar seus profissionais de saúde para discutir quaisquer preocupações.

Conselhos concretos

- Documente a sua ingestão de medicamentos, incluindo horário, dose e efeito observado, para identificar padrões.
- Crie uma lista pessoal de efeitos colaterais e avalie-a regularmente em relação à intensidade e ao impacto.
- Discuta com seu médico a possibilidade de trocar de medicamento dentro do mesmo grupo de substâncias ativas, caso os efeitos colaterais persistam.
- Considere, em complemento à terapia medicamentosa, o uso de preparações à base de plantas, como erva de São João ou valeriana, após consultar seu médico.
- Integre exercícios de atenção plena em sua rotina diária para aprimorar sua percepção corporal e reagir precocemente a efeitos colaterais.
- Reflexione sobre como a ingestão de medicamentos afeta a qualidade do seu sono e ajuste, se necessário, sua higiene do sono.
- Experimente diferentes horários de ingestão do seu medicamento, em consulta com seu médico, para encontrar a eficácia ideal para o seu ritmo diário.
- Mantenha um diário alimentar para identificar possíveis interações entre medicamentos e alimentos.
- Troque experiências com outras pessoas afetadas sobre seu tratamento medicamentoso para obter novas perspectivas.
- Desenvolva, junto com seu médico, um plano de emergência para lidar com efeitos colaterais severos.

3. 2 Abordagens da terapia comportamental

Abordagens terapêuticas comportamentais, especialmente a terapia cognitivo-comportamental (TCC), oferecem estratégias eficazes para enfrentar os desafios que o TDAH traz no dia a dia e no trabalho. Elas ajudam a reconhecer padrões de comportamento e pensamento desfavoráveis e a substituí-los por novas estratégias orientadas para objetivos. Problemas como impulsividade, dificuldades de concentração e desregulação emocional são abordados de forma específica. A TCC ensina métodos práticos para estruturar o cotidiano, lidar com distrações e melhorar a autorregulação. A combinação de psicoeducação, modificação de comportamento e reestruturação cognitiva possibilita mudanças sustentáveis. Descubra neste capítulo como, com a ajuda de técnicas comportamentais, você pode gerenciar eficazmente os sintomas do TDAH e aumentar sua qualidade de vida.

A estrutura modular e organizada da TCC, com fluxos de sessão claros e módulos definidos como psicoeducação, estratégias de organização e reestruturação cognitiva, oferece aos indivíduos com TDAH uma base estável e um percurso terapêutico compreensível, para aprender e integrar de forma sustentável novos comportamentos.

Construção de estrutura

A construção de estrutura é um aspecto importante no tratamento do TDAH na idade adulta. Intervenções psicossociais estruturadas e baseadas em habilidades, como a terapia cognitivo-comportamental (TCC), oferecem um quadro adequado para tratar as dificuldades de adultos com TDAH [s51]. A TCC é uma forma de terapia estruturada, didática e orientada para objetivos, que visa mudar padrões de pensamento e comportamento [s52]. A estrutura das sessões de TCC proporciona continuidade e transparência: uma breve troca sobre o estado emocional atual e uma conexão com a sessão anterior criam um quadro. Juntos, a agenda é estabelecida e as tarefas de casa são discutidas antes de abordar problemas específicos. Por fim, novas tarefas são acordadas e a sessão é resumida [s52]. Essa estrutura clara de cada sessão ajuda a manter o foco e a tornar o progresso da terapia compreensível. Os programas de TCC para adultos com TDAH geralmente incluem de 8 a 12 sessões, que podem ocorrer individualmente ou em grupos [s53]. A terapia visa a mudança de comportamento, o controle dos sintomas centrais do TDAH e a melhoria da regulação emocional e da autoestima [s53]. Uma construção estruturada é característica dos programas de TCC para TDAH [s54]. Após uma educação psicossocial inicial, seguem-se módulos sobre organização e planejamento, gerenciamento de distrações, controle de impulsos e reestruturação cognitiva [s53] [s54]. No primeiro módulo – Educação psicossocial e Organização/Planejamento – os pacientes aprendem a manter um calendário e uma lista de tarefas, que servem como base para outras habilidades [s54]. Um exemplo disso seria estabelecer um horário fixo à noite para planejar o dia seguinte e registrar todos os compromissos e tarefas no calendário. O módulo de gerenciamento de distrações treina a percepção de fatores ambientais e ensina técnicas para minimizar a troca constante de tarefas [s54]. A reestruturação cognitiva ajuda a reconhecer pensamentos problemáticos e substituí-los por formas de pensar mais realistas e úteis [s54]. Além disso, módulos sobre procrastinação ou sobre a inclusão de parceiros podem ser oferecidos [s54]. A última sessão é dedicada à prevenção de recaídas, onde todas as estratégias aprendidas são revisadas e um plano para a aplicação futura é elaborado [s54]. Técnicas comportamentais e cognitivas compensatórias visam aliviar os sintomas do TDAH e mudar padrões de pensamento negativos [s53]. O tratamento do TDAH na idade adulta, portanto, requer uma abordagem multidimensional que, além da medicação, inclua intervenções psicossociais estruturadas como a TCC [s51]. Estudos futuros devem investigar mais detalhadamente a eficácia dessas intervenções, especialmente em adultos não medicados, bem como os fatores que influenciam o sucesso da terapia [s51].

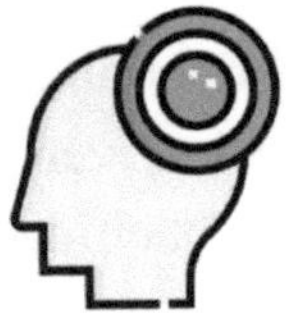

Eficácia dos Métodos de Estruturação

Eficácia dos métodos de estruturação para TDAH.

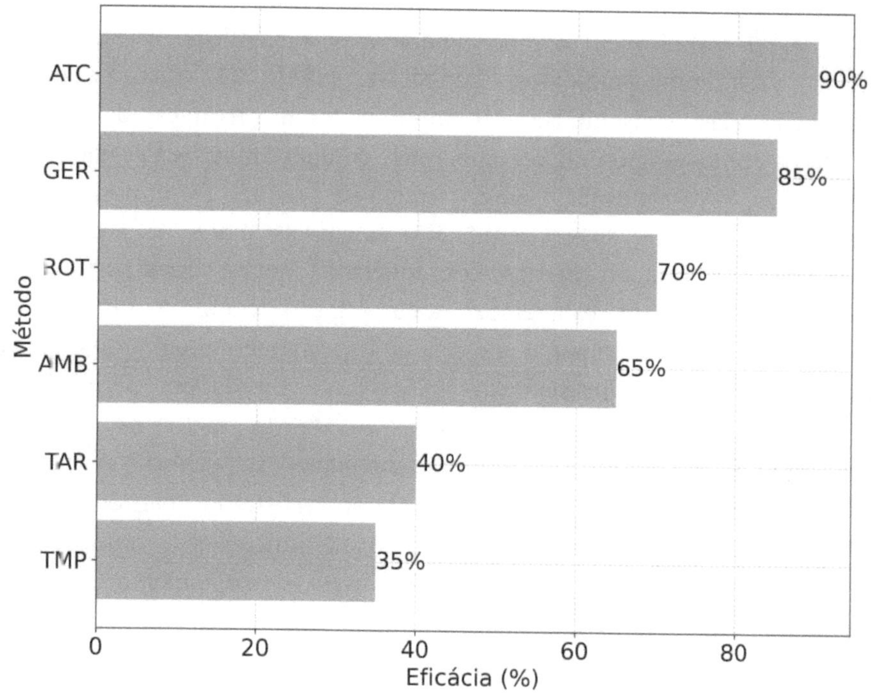

AMB: Estruturação do Ambiente

GER: Regulação Emocional

TAR: Divisão de Tarefas

ATC: Atenção Plena

ROT: Estabelecimento de Rotina

TMP: Gestão do Tempo

O gráfico representa visualmente a eficácia de várias técnicas de estruturação para adultos com TDAH. A gestão do tempo e a divisão de tarefas demonstram o maior impacto, sugerindo seu papel crucial no gerenciamento dos sintomas de TDAH. A estruturação ambiental e o estabelecimento de rotinas também contribuem significativamente, indicando os benefícios de ambientes organizados e horários diários consistentes. Embora úteis, a regulação emocional e as práticas de atenção plena mostram um impacto comparativamente menor, destacando a importância de se concentrar primeiro nas habilidades organizacionais essenciais.

Modificação Comportamental

A modificação comportamental representa um componente importante no tratamento do TDAH em adultos e visa minimizar comportamentos problemáticos e estabelecer comportamentos benéficos [s55]. O foco está na adaptação das consequências comportamentais. Através da reforço positivo, como elogios ou recompensas, comportamentos desejados são reforçados. Ao mesmo tempo, tenta-se reduzir comportamentos indesejados através de consequências negativas, como a retirada de privilégios. É crucial que as consequências sigam imediatamente o comportamento para estabelecer uma relação clara. A eficácia da modificação comportamental se revela especialmente em combinação com tratamento medicamentoso [s56]. Essa abordagem permite um tratamento abrangente dos sintomas e aborda tanto os aspectos neurobiológicos quanto os comportamentais do TDAH. A terapia cognitivo-comportamental (TCC) tem se mostrado particularmente promissora [s57]. Ela se concentra na identificação e mudança de padrões de pensamento disfuncionais, que frequentemente levam à procrastinação e ao comportamento de evitação. Através da prática direcionada de novas estratégias comportamentais e sua aplicação repetida, as habilidades compensatórias são fortalecidas, ajudando os afetados a romper o ciclo de fracasso e dificuldades de desempenho [s57]. Ao contrário de abordagens amplas que tratam muitos temas superficialmente, a TCC eficaz se concentra em poucos, específicos, e aprofunda esses temas intensamente [s57]. Assim, os pacientes podem desenvolver estratégias sustentáveis para lidar com seus sintomas de TDAH e melhorar sua qualidade de vida. Embora estudos mostrem resultados positivos em relação à redução dos sintomas de TDAH através da TCC [s58] [s56], mais investigações devem examinar a eficácia de formas individuais de terapia, como terapia comportamental ou mindfulness, mais detalhadamente [s59]. Em particular, a eficácia em pacientes sem

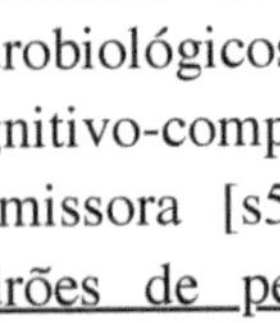

tratamento medicamentoso requer mais pesquisa [s55]. Um homem que constantemente perde suas chaves poderia, por exemplo, estabelecer um lugar fixo para o chaveiro perto da porta de entrada. Cada vez que ele coloca a chave lá, ele se recompensa internamente com um pensamento positivo, como "Bom trabalho! Você colocou a chave no seu lugar." Se ele ainda assim perder a chave, evita se culpar e se concentra em encontrar o chaveiro usando uma estratégia de busca definida. Através dessa abordagem consistente, o comportamento desejado se solidifica e a frustração com chaves perdidas diminui.

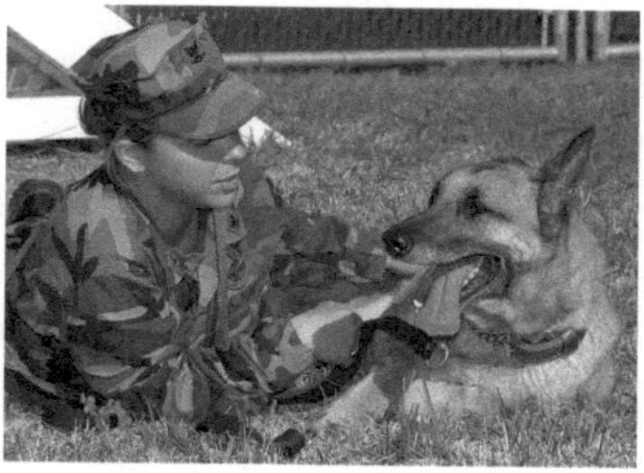

Reforço positivo [i36]

Bom saber

Habilidades Compensatórias

Habilidades compensatórias são estratégias e técnicas que pessoas com TDAH desenvolvem para lidar com os desafios de seus sintomas no dia a dia. Essas habilidades podem ser treinadas e aprimoradas através da terapia comportamental para aumentar a funcionalidade e a qualidade de vida.

Modificação Comportamental

No contexto do TDAH em adultos, a modificação comportamental descreve a aplicação sistemática de princípios de aprendizagem para mudar comportamentos que intensificam os desafios do dia a dia. Através do reforço positivo (recompensas por comportamentos desejados) e consequências negativas (retirada de privilégios por comportamentos indesejados), novos padrões de comportamento são aprendidos e solidificados, contribuindo para uma melhor gestão do dia a dia.

Padrões de Pensamento Disfuncionais

Padrões de pensamento disfuncionais no TDAH podem levar a comportamentos autodestrutivos, como procrastinação ou evitação. Na TCC, esses padrões de pensamento são identificados e substituídos por pensamentos mais realistas e úteis, permitindo mudanças comportamentais positivas.

Intervenções Comportamentais para TDAH em Adultos

Eficácia, frequência e intensidade das intervenções comportamentais para TDAH em adultos.

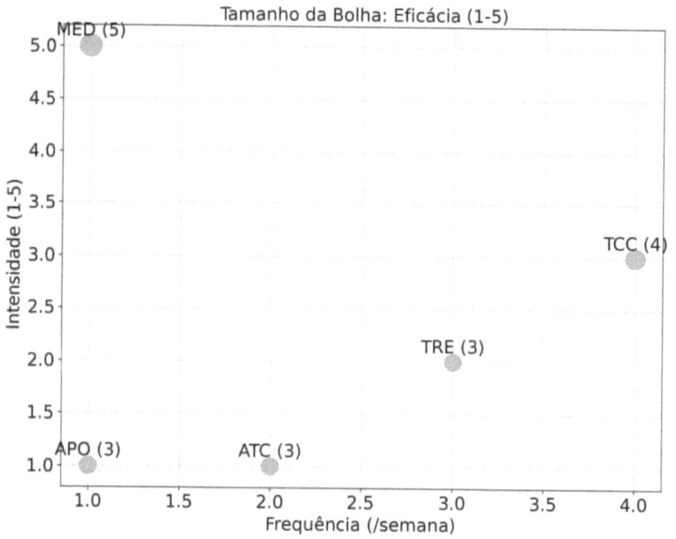

Blasengröße: Eficácia ((1-5))

APO: Grupos de Apoio

MED Manejo da Medicação

TRE: Treinamento de Habilidades

ATC: Práticas de Atenção Plena

TCC: Terapia Cognitivo-Comportamental

A Terapia Cognitivo-Comportamental (TCC) mostra um equilíbrio entre alta frequência e intensidade moderada, sugerindo seu uso regular com esforço administrável. Embora as práticas de atenção plena tenham menor intensidade e frequência, sua eficácia moderada pode indicar que são benéficas como intervenção complementar. O manejo da medicação, embora menos frequente, apresenta alta intensidade e alta eficácia, possivelmente refletindo a natureza potente, mas exigente, dos tratamentos farmacológicos. O treinamento de habilidades demonstra promessa com eficácia e frequência moderadas, sugerindo que pode ser incorporado às rotinas diárias. Os grupos de apoio, apesar da baixa frequência e intensidade, demonstram eficácia moderada, destacando seu potencial como uma medida de apoio de baixo esforço.

Gestão do estresse

O gerenciamento do estresse é um aspecto central no tratamento do TDAH, uma vez que o estresse frequentemente intensifica a sintomatologia. A terapia cognitivo-comportamental (TCC) oferece estratégias para a gestão do estresse, reduzindo comportamentos desfavoráveis e orientados para a segurança que impedem a autocorreção de padrões de pensamento errôneos [s60]. Em vez de evitar situações de prova, por medo de falhar, a TCC encoraja a exposição controlada a essas situações, permitindo que a pessoa experimente que as consequências temidas não ocorrem ou são, pelo menos, gerenciáveis. Através dessa confrontação com estressores, os afetados podem aprender a avaliar suas habilidades de forma mais realista e fortalecer sua autoconfiança. A TCC também promove um pensamento equilibrado para melhorar a capacidade de lidar com o estresse [s60]. Em vez de focar apenas nos aspectos negativos de uma situação – como a alta carga de trabalho – a TCC também direciona o olhar para aspectos positivos, como os projetos concluídos com sucesso ou o apoio de colegas. Essa mudança de perspectiva pode ajudar a lidar com situações estressantes de forma mais tranquila. Além da TCC clássica, novas abordagens terapêuticas, como a terapia de aceitação e compromisso (ACT) e a terapia cognitiva baseada em mindfulness (MBCT), oferecem mais opções para a redução do estresse [s60]. A ACT apoia a aceitação de pensamentos e sentimentos desagradáveis, sem se deixar dominar por eles. A MBCT treina a atenção plena para melhorar a percepção do momento presente e, assim, reduzir reações impulsivas ao estresse. Complementar a essas formas de terapia, práticas de mente-corpo, como meditação e yoga, podem ter efeitos positivos na atenção e na regulação emocional [s61]. A meditação regular, mesmo em breves sessões de 5 a 10 minutos diárias, pode ajudar a encontrar a calma interior e atenuar reações de estresse. Efeitos igualmente positivos podem ser alcançados através do yoga, que harmoniza corpo e mente, aumentando assim a resistência ao estresse. A utilização de programas de TCC online ou aplicativos de autoajuda também pode contribuir para a gestão do estresse, mas deve sempre ser feita em consulta com um terapeuta [s60].

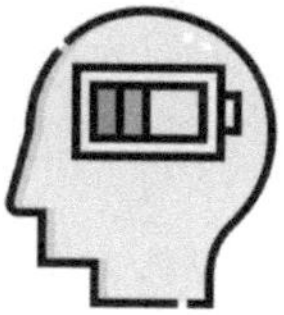

Essas ferramentas digitais oferecem suporte flexível e de fácil acesso, mas não substituem o atendimento individual por um terapeuta experiente. Uma rotina diária estruturada, com horários fixos para trabalho, lazer e descanso, também pode ajudar a reduzir o estresse e gerenciar melhor os sintomas do TDAH. Comparável a uma caixa de ferramentas bem organizada, onde cada ferramenta tem seu lugar, uma rotina diária estruturada facilita a orientação e reduz a sensação de sobrecarga.

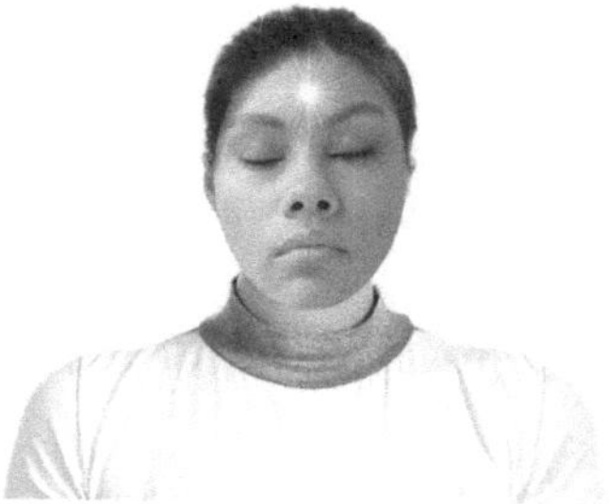

Meditação [i37]

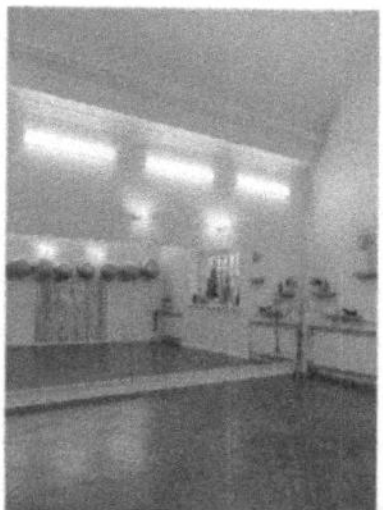

Ioga [i38]

Bom saber

Aplicativos de autoajuda

Aplicativos de autoajuda oferecem aos adultos com TDAH ferramentas práticas e estratégias para a gestão do estresse, melhoria da organização e regulação emocional. Esses aplicativos podem ajudar os afetados a controlar melhor seus sintomas do TDAH no dia a dia e aumentar sua qualidade de vida.

Práticas mente-corpo

Práticas mente-corpo, como meditação e yoga, promovem a conexão entre corpo e mente e podem ajudar adultos com TDAH a reduzir o estresse, melhorar a atenção e fortalecer a regulação emocional. Essas práticas oferecem uma abordagem holística para a gestão do estresse e podem melhorar a qualidade de vida das pessoas com TDAH.

Programas de TCC online

Programas de TCC online oferecem aos adultos com TDAH uma maneira flexível e de fácil acesso para aprender estratégias terapêuticas para a gestão do estresse e redução de sintomas. Esses programas podem ser um complemento valioso à terapia tradicional e ajudar os afetados a gerenciar melhor seus sintomas do TDAH no dia a dia.

Técnicas de Gerenciamento de Estresse

Distribuição de técnicas de gerenciamento de estresse da TCC para adultos com TDAH.

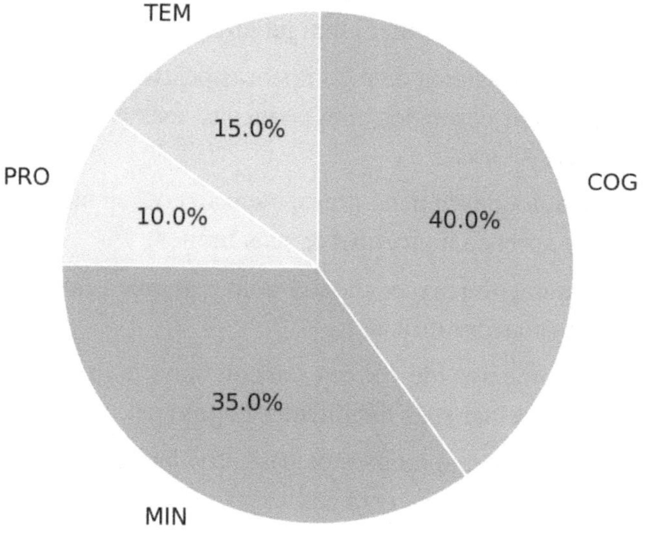

COG: Reestruturação Cognitiva

PRO: Habilidades de Resolução de Problemas

MIN: Técnicas de Mindfulness e Relaxamento

TEM: Habilidades de Gestão do Tempo

A maior parte do gráfico é dedicada à Reestruturação Cognitiva, indicando seu papel central no manejo do estresse relacionado ao TDAH. As Técnicas de Mindfulness e Relaxamento também representam uma parte substancial, destacando a importância de abordar os aspectos cognitivos e fisiológicos do estresse. Embora as Habilidades de Gestão do Tempo e Resolução de Problemas representem uma porcentagem menor, elas ainda são componentes cruciais de uma abordagem abrangente de gerenciamento de estresse, abordando os desafios organizacionais e práticos frequentemente enfrentados por adultos com TDAH. Esta distribuição sugere uma abordagem equilibrada com foco na modificação de padrões de pensamento, promoção do relaxamento e desenvolvimento de habilidades práticas de enfrentamento.

Conselhos concretos

- Transforme sua linguagem interna: substitua diálogos internos negativos por formulações positivas e encorajadoras.
- Utilize a técnica do "observador interno": observe seus pensamentos e sentimentos com distância, sem julgá-los.
- Desenvolva um sistema de recompensas pessoal: reforce comportamentos desejados com pequenas, mas eficazes recompensas.
- Treine sua autoconsciência: preste atenção consciente aos sinais do seu corpo e aprenda a reconhecer seus limites.
- Pratique a autocompaixão: trate-se com compreensão e aceitação, mesmo em situações difíceis.
- Incorpore elementos lúdicos em seu cotidiano: utilize jogos e quebra-cabeças para treinar suas habilidades cognitivas.
- Reserve regularmente momentos para atividades criativas: pinte, toque música ou escreva para expressar suas emoções.
- Conecte seus objetivos terapêuticos com seus valores pessoais: encontre sua motivação no que realmente é importante para você.
- Explore novas formas de relaxamento: experimente diferentes métodos, como treinamento autógeno ou relaxamento muscular progressivo.
- Reflita sobre seus progressos: mantenha um diário de terapia para documentar suas conquistas e desafios.
- Busque intercâmbio com outras pessoas afetadas: compartilhe suas experiências e aprenda com as estratégias dos outros.
- Desenvolva um "kit de emergência" pessoal para momentos difíceis: reúna pensamentos, imagens ou objetos úteis.

3. 3 Formas complementares de terapia

ADHD na idade adulta apresenta desafios variados para os afetados na vida profissional e cotidiana. Além das formas de terapia estabelecidas, abordagens complementares podem apoiar a tratamento de maneira significativa. Esta seção explora diferentes opções, como terapia de movimento, técnicas de relaxamento e aconselhamento nutricional, que podem ser adaptadas às necessidades individuais. Esses métodos oferecem oportunidades para melhorar a concentração, o controle de impulsos e a regulação emocional. Descubra a seguir mais sobre as possibilidades concretas de aplicação e os potenciais benefícios dessas formas de terapia complementares.

As terapias complementares para o TDAH devem sempre ser individualizadas e integradas em um conceito global em consulta com profissionais, que complemente, mas não substitua, o atendimento médico padrão.

Terapia do movimento

A terapia do movimento abrange diferentes abordagens que utilizam a atividade física para influenciar os sintomas de TDAH em adultos. O foco não está primariamente no desempenho esportivo, mas na utilização direcionada do movimento para melhorar a concentração, o controle de impulsos e a regulação emocional. A terapia do movimento pode ser adaptada individualmente, levando em consideração as condições pessoais e o estado de saúde. Assim, pode ser modificada, entre outras coisas, para pessoas com limitações físicas. Os efeitos positivos da terapia do movimento são variados e incluem, entre outros, a melhoria da mobilidade, força, equilíbrio e coordenação. Além disso, a atividade física regular pode influenciar positivamente a saúde cardiovascular, a aptidão física e o humor. Funções cognitivas, como a concentração, também podem ser promovidas pela terapia do movimento. Um exemplo disso seria uma prática regular de yoga ou Tai-Chi. Uma abordagem específica da terapia do movimento é o Somatic Experiencing (SE). O SE concentra-se nas reações corporais associadas a experiências traumáticas e visa melhorar a autorregulação. O foco está na percepção de sensações internas. O toque físico desempenha um papel importante na terapia SE, proporcionando segurança e apoiando o processo de cura. A construção de confiança e segurança na relação terapêutica é crucial para o sucesso deste método.

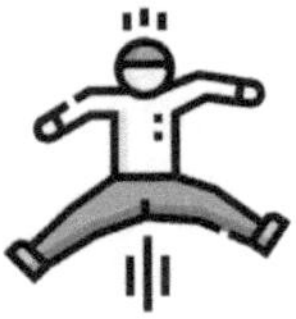

Estudos mostram que o SE pode ser eficaz não apenas em casos de transtorno de estresse pós-traumático (TEPT), mas também tem efeitos positivos sobre sintomas acompanhantes, como depressão e ansiedade. Portanto, o SE pode ser útil em outras doenças mentais. É importante ressaltar que a terapia do movimento complementa, mas não substitui, o tratamento médico padrão. Ela oferece um tratamento centrado no paciente e integrativo, que considera os aspectos físicos, psicológicos, sociais e espirituais da saúde e da doença. A terapia do movimento é uma adição segura e custo-efetiva a outras formas de terapia para TDAH na idade adulta. A participação ativa na própria saúde e o apoio da comunidade fortalecem a responsabilidade pessoal.

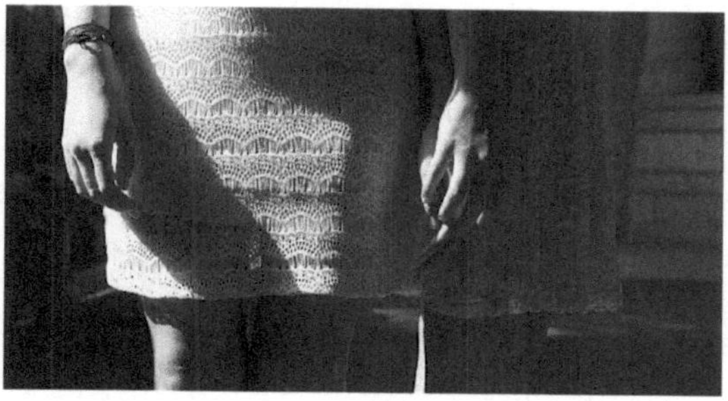

Toque físico [i39]

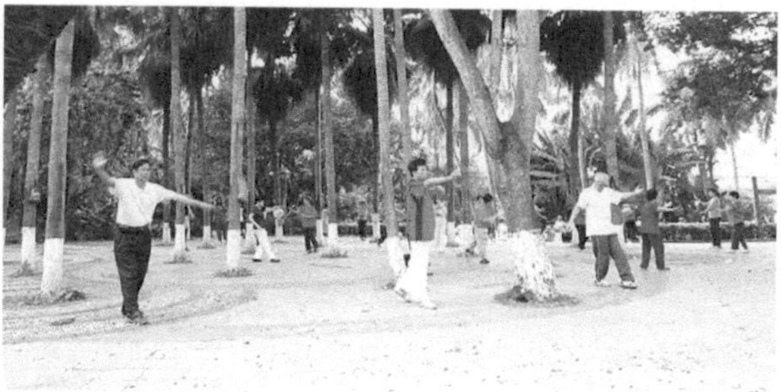

Tai Chi Chuan [i40]

Cardiovascular

Refere-se ao coração e aos vasos sanguíneos. A atividade física regular pode melhorar a saúde cardiovascular, o que é especialmente importante para adultos com TDAH, uma vez que alguns medicamentos podem aumentar o risco de doenças cardiovasculares.

Integrativo

Significa que diferentes abordagens terapêuticas são combinadas para garantir um tratamento abrangente. Um tratamento integrativo para TDAH em adultos pode incluir, por exemplo, terapia do movimento, psicoterapia e medicamentos.

Tai-Chi

O Tai-Chi pode melhorar a percepção corporal, promover a calma e influenciar positivamente o controle de impulsos em adultos com TDAH.

Transtorno de Estresse Pós-Traumático

Uma condição mental que pode ocorrer após uma experiência traumática e se manifesta em sintomas como flashbacks, pesadelos e aumento da ansiedade. Pode ocorrer adicionalmente em adultos com TDAH e intensificar os sintomas existentes.

Impacto da Terapia por Exercício no Bem-estar

Correlação entre o nível de atividade e o bem-estar em adultos com TDAH.

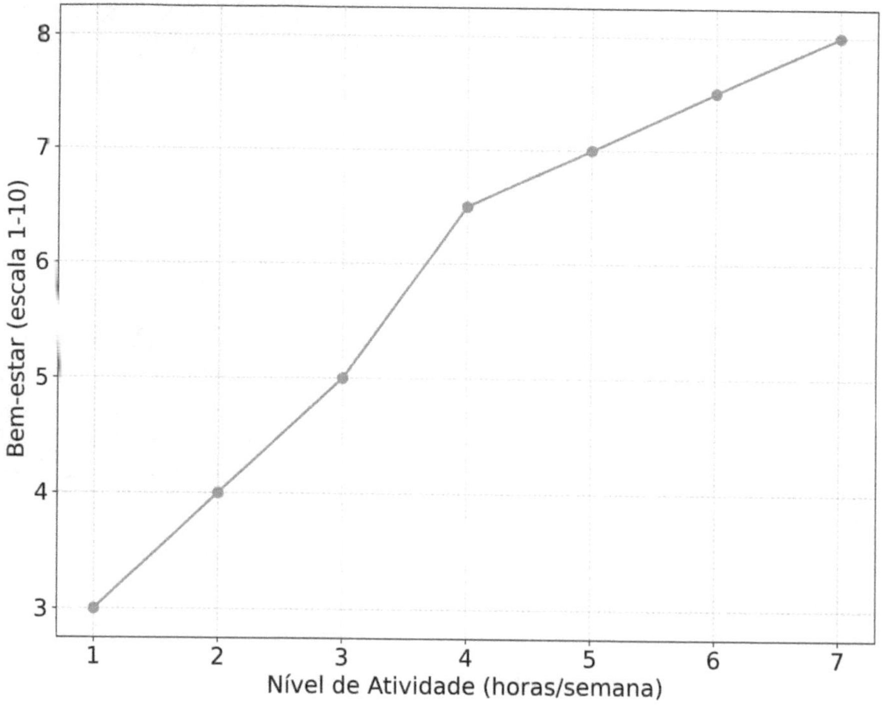

Os dados sugerem uma correlação positiva entre o aumento dos níveis de atividade e a melhoria do bem-estar. Embora as respostas individuais variem, a tendência geral indica que um maior envolvimento na terapia por exercício está associado a um maior bem-estar relatado. Isso reforça os benefícios potenciais da incorporação da atividade física regular como uma terapia complementar para o gerenciamento dos sintomas do TDAH em adultos.

Técnicas de relaxamento

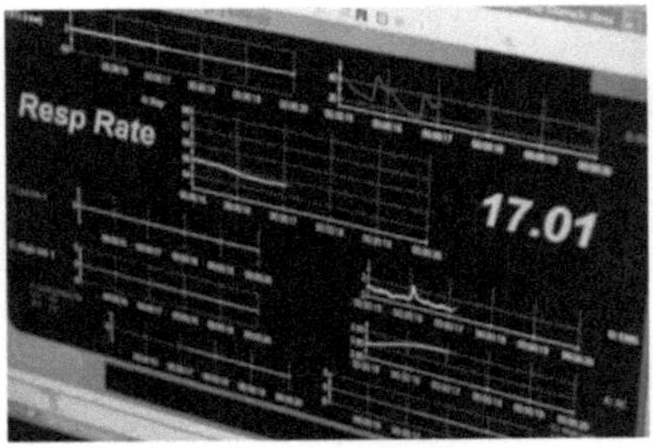

Biofeedback [i41]

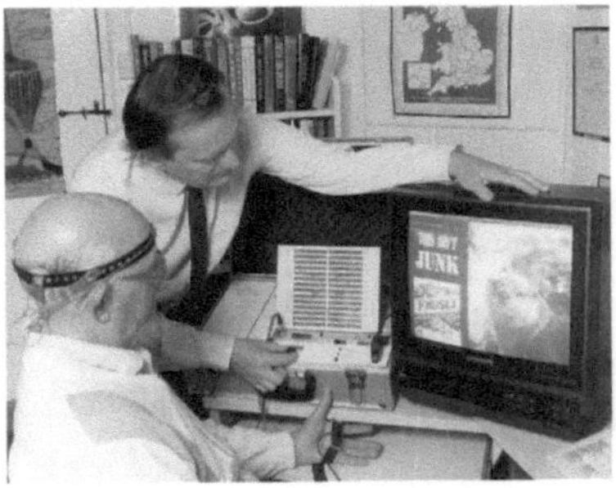

Neurofeedback [i42]

As técnicas de relaxamento oferecem diversas possibilidades para lidar com as dificuldades do dia a dia associadas ao TDAH. Um foco importante está na melhoria da regulação da atenção e do controle emocional. Entre outras, o treinamento de atenção plena, que está se tornando cada vez mais utilizado na prática clínica, concentra-se na percepção não avaliativa das próprias experiências. [s62] Isso permite regular reações impulsivas e gerenciar melhor os estados emocionais. [s62] Mesmo breves sessões de exercícios já mostram efeitos positivos no controle da atenção e na função emocional. [s62] A meditação, outra técnica para promover a concentração no momento presente, também oferece potencial para aliviar a sintomatologia do TDAH. [s63] Além disso, abordagens experimentais como biofeedback e neurofeedback estão ganhando importância, pois visam melhorar a atenção por meio da modulação da atividade cerebral. [s63] Enquanto a meditação pode ser considerada uma forma de terapia complementar, as evidências de sua eficácia no TDAH ainda são limitadas e mais pesquisas são necessárias para avaliar a efetividade e a aplicação ideal. [s64] Um ambiente tranquilo, prática regular e a integração na vida cotidiana podem intensificar os efeitos positivos das técnicas de relaxamento.

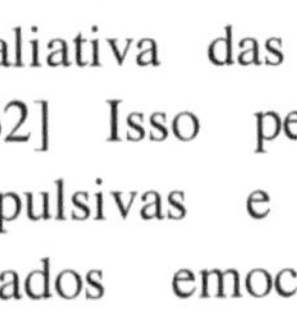

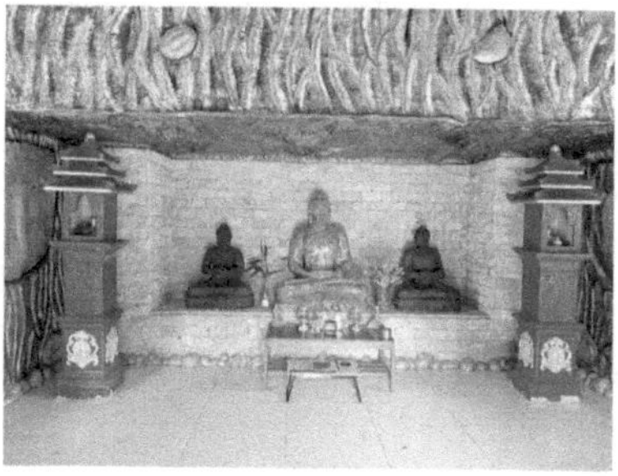

Treinamento de mindfulness [i43]

Bom saber

Treinamento de Atenção Plena

O treinamento de atenção plena pode ajudar adultos com TDAH a focar sua atenção e controlar reações impulsivas, aprendendo a observar seus pensamentos e sentimentos sem julgamento.

Eficácia das Técnicas de Relaxamento para TDAH em Adultos

Avaliações de eficácia autorreferidas

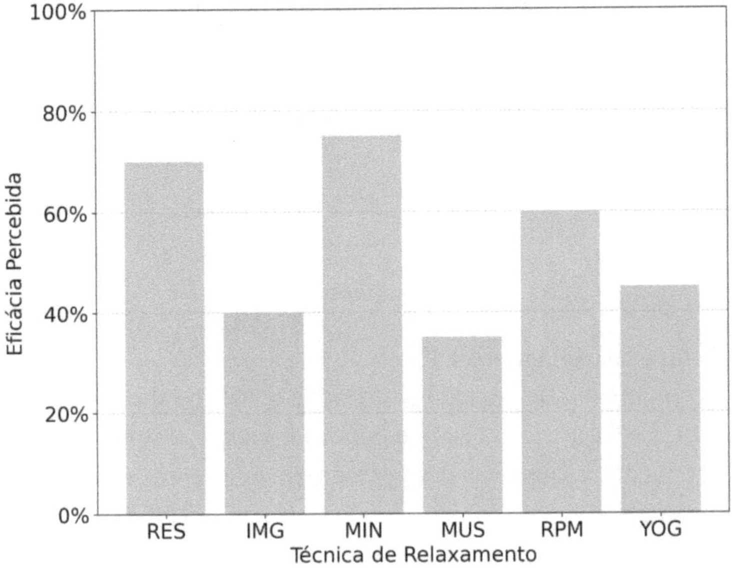

IMG: Imagens Guiadas

MIN: Mindfulness

MUS: Musicoterapia

RES: Respiração Profunda

RPM: Relaxamento Muscular Progressivo

YOG: Yoga

Mindfulness e exercícios de respiração profunda mostram a maior eficácia percebida no controle dos sintomas de TDAH, seguidos pelo relaxamento muscular progressivo. Embora a ioga e as imagens guiadas também demonstrem algum benefício, elas são classificadas em níveis mais baixos. Isso sugere que as técnicas que se concentram no controle da respiração e na consciência corporal podem ser particularmente úteis para adultos com TDAH. No entanto, as respostas individuais às técnicas de relaxamento podem variar, e explorar diferentes métodos para encontrar o que funciona melhor é crucial.

Aconselhamento nutricional

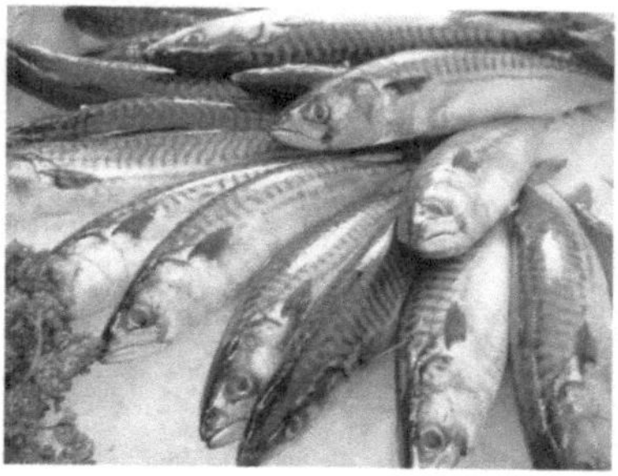

Cavala [i45]

O aconselhamento nutricional para o TDAH em adultos pode incluir várias intervenções dietéticas. Isso inclui a ingestão direcionada de certos nutrientes, como vitamina D e ácidos graxos ômega-3, que podem influenciar positivamente a função cognitiva e o comportamento [s65]. A suplementação com ácidos graxos ômega-3 pode, segundo estudos, reduzir os sintomas do TDAH [s65]. Uma maior necessidade desses nutrientes pode ser atendida, por exemplo, pela inclusão de peixes gordurosos, como salmão ou cavala, na dieta, duas vezes por semana. Alternativamente, suplementos alimentares, após consulta com um médico ou nutricionista, podem ser uma adição sensata. Dietas de eliminação, nas quais certos alimentos são temporariamente removidos da dieta para observar seu impacto nos sintomas do TDAH, mostram resultados inconsistentes [s65]. O papel dos corantes artificiais nos alimentos na ocorrência ou agravamento dos sintomas do TDAH é, exceto em casos de intolerâncias alimentares existentes, amplamente não esclarecido [s65]. Pesquisas atuais investigam a relação entre antioxidantes e TDAH, uma vez que o estresse oxidativo pode causar danos neuronais [s65]. Uma dieta equilibrada, rica em frutas e vegetais frescos, pode garantir a ingestão de antioxidantes importantes.

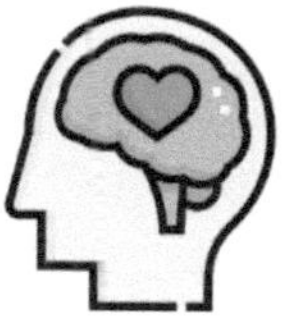

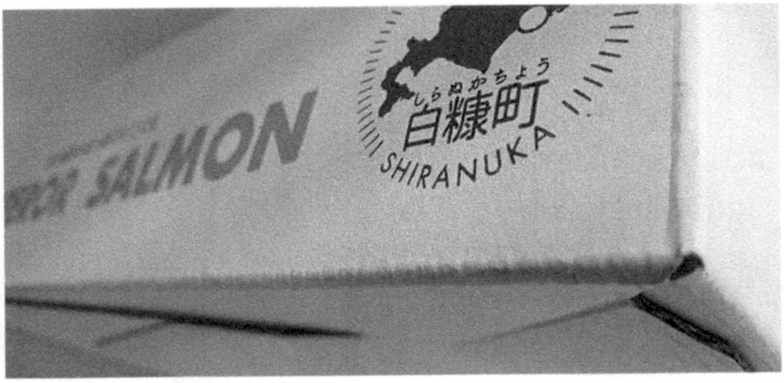

Salmão [i44]

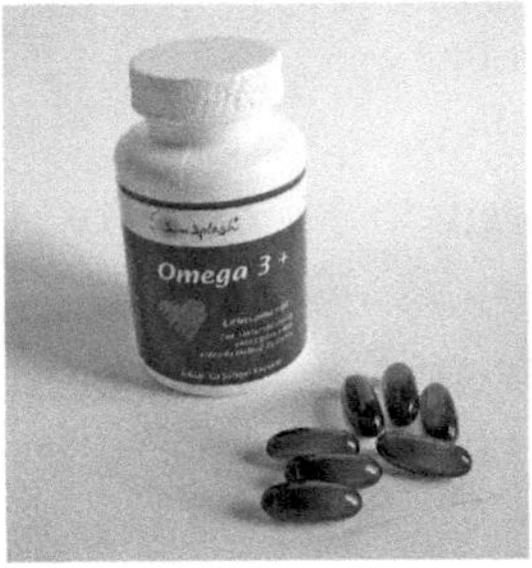

Ácidos gordos ômega-3 [i46]

Bom saber

Dieta de eliminação

Uma forma de dieta em que certos alimentos são eliminados por um período limitado para observar seus efeitos no corpo. Após a fase de eliminação, os alimentos são reintroduzidos um a um para determinar se provocam sintomas. No TDAH em adultos, as dietas de eliminação podem ajudar a identificar intolerâncias alimentares que influenciam os sintomas.

Intervenções dietéticas

Mudanças alimentares específicas que visam aliviar ou melhorar os sintomas do TDAH em adultos. Exemplos incluem a evitação de certos alimentos ou a ingestão direcionada de nutrientes.

Suplementos alimentares

Fontes concentradas de nutrientes que devem complementar a dieta normal. Eles contêm vitaminas, minerais, aminoácidos, ácidos graxos ou outras substâncias e estão disponíveis em várias formas, como comprimidos, cápsulas ou pós. No TDAH em adultos, os suplementos alimentares podem ser utilizados, após consulta com um médico, para compensar uma possível deficiência nutricional.

Recomendações Nutricionais para o TDAH

Distribuição de recomendações dietéticas comuns para adultos com TDAH.

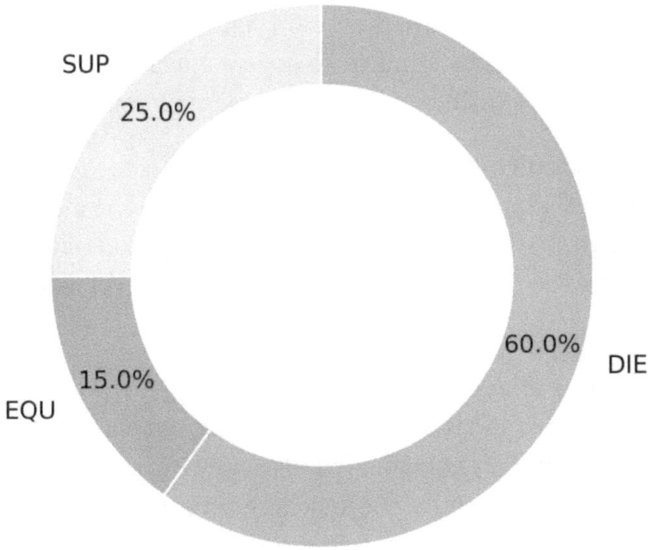

- DIE: Dieta Equilibrada (Alimentos Integrais, Refeições Regulares)
- EQU: Dietas de Eliminação (e.g., Glúten, Laticínios)
- SUP: Suplementação (e.g., Ômega-3, Ferro)

A visualização destaca a ênfase em uma dieta equilibrada e baseada em alimentos integrais. As dietas de eliminação, embora às vezes exploradas, representam uma porção menor, sugerindo que não são universalmente recomendadas, mas podem ser consideradas em casos específicos. A suplementação também está presente, indicando um papel potencial para o suporte nutricional direcionado. O maior segmento enfatiza a nutrição equilibrada como base para o tratamento do TDAH.

Conselhos concretos

- Explore o mundo da terapia sonora e descubra como os sons podem promover sua paz interior e fortalecer sua concentração.
- Integre movimentos rítmicos, como tocar tambor ou dançar, em seu dia a dia para melhorar sua percepção corporal e direcionar sua energia.
- Descubra as possibilidades da terapia artística e expresse suas emoções e pensamentos através da pintura, desenho ou modelagem.
- Explore o efeito benéfico da terapia de jardim e encontre paz e relaxamento na natureza.
- Conheça os princípios da terapia assistida por animais e descubra como a interação com os animais pode aumentar seu bem-estar.
- Aproveite o poder da terapia respiratória para aumentar sua resistência ao estresse e melhorar sua regulação emocional.
- Descubra as possibilidades do banho de floresta (Shinrin-Yoku) e experimente o efeito positivo da natureza em sua saúde.
- Explore o método do "Focusing" e aprenda a perceber e interpretar suas sensações corporais de forma mais consciente.
- Experimente diferentes formas de meditação, como meditação caminhando ou meditação de bondade amorosa, e encontre o método que melhor se adapta a você.
- Descubra o mundo das fragrâncias e aprenda como a aromaterapia pode influenciar seu humor e concentração.
- Explore o efeito benéfico das massagens e libere tensões para melhorar sua percepção corporal.

Revisão - 3. Possibilidades terapêuticas

As possibilidades terapêuticas para o TDAH na idade adulta são diversas e oferecem uma ampla gama de abordagens que podem ser adaptadas às suas necessidades individuais. Um primeiro passo é a consideração das diferentes opções medicamentosas. Estimulantes, que promovem a concentração, são frequentemente a primeira escolha, mas não-estimulantes também podem ser uma alternativa eficaz, especialmente se você tiver certas condições pré-existentes ou não tolerar estimulantes. A escolha do medicamento adequado e a dosagem correta devem ser discutidas com seu médico. Um relacionamento de confiança entre médico e paciente é crucial para desenvolver um plano de tratamento que leve em conta suas circunstâncias de vida e objetivos terapêuticos. Lembre-se de que a terapia medicamentosa deve ser monitorada regularmente pelo médico para verificar a eficácia e, se necessário, fazer ajustes. Quaisquer efeitos colaterais devem ser comunicados abertamente ao seu médico para que juntos possam encontrar estratégias para minimizá-los.

Além do tratamento medicamentoso, os métodos não medicamentosos desempenham um papel importante. A terapia cognitivo-comportamental (TCC) oferece um quadro estruturado para reconhecer e modificar padrões de comportamento e pensamento desfavoráveis. Ao aprender estratégias práticas para organização, planejamento e gerenciamento do estresse, você pode gerenciar melhor os sintomas do TDAH no dia a dia. A TCC também oferece a oportunidade de controlar melhor suas reações emocionais e fortalecer sua autoestima. Técnicas de relaxamento, como treinamento de atenção plena ou meditação, podem ajudá-lo a encontrar calma interior e reduzir o estresse, que muitas vezes agrava os sintomas do TDAH. Essas técnicas podem ser facilmente integradas ao seu cotidiano; mesmo breves sessões de prática podem ter efeitos positivos.

Adicionalmente, a terapia de movimento e a orientação nutricional podem apoiar seu sucesso terapêutico. A atividade física regular, seja yoga, tai chi ou outros esportes, pode melhorar sua concentração e humor. Preste atenção às suas condições individuais e escolha uma forma de exercício que você goste e que possa integrar bem ao seu dia a dia. Uma alimentação equilibrada, rica em vitaminas, minerais e ácidos graxos ômega-3, também pode ter um impacto positivo em sua função cognitiva e bem-estar. Converse com seu médico ou um nutricionista sobre a possibilidade de uma suplementação direcionada ser benéfica para você.

O tratamento do TDAH na idade adulta é um processo individual que requer tempo, paciência e disposição para a colaboração ativa. Não existe uma abordagem única que sirva para todos, mas diferentes caminhos que podem levar ao objetivo. Não hesite em experimentar várias opções terapêuticas e, junto com seu médico, encontrar a combinação ideal para você. Com o conceito de tratamento adequado, você pode lidar com os sintomas do TDAH com sucesso e melhorar sua qualidade de vida de forma sustentável. Mantenha-se firme e não se deixe desanimar por retrocessos – cada passo em direção a uma melhor autogestão é uma conquista.

4. Lidando com o dia a dia

Você conhece a sensação de que o cotidiano se apresenta como uma montanha de tarefas não concluídas diante de você? Pessoas com TDAH enfrentam diariamente o desafio de estabelecer rotinas e criar estruturas que parecem naturais para os outros. Desde a lavanderia até as compras semanais, de compromissos a planejamento de lazer - cada área exige estratégias bem pensadas e soluções adaptadas. A boa notícia: existem métodos comprovados que podem facilitar significativamente o dia a dia. Neste capítulo, mostramos como você pode organizar sua vida passo a passo - e até se divertir no processo.

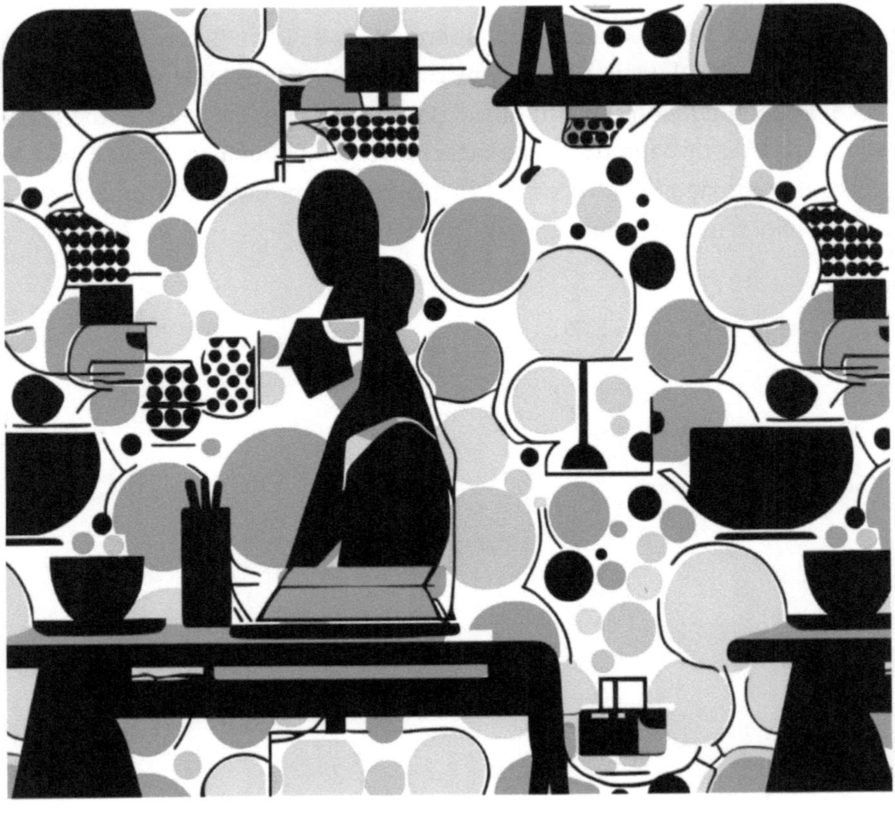

4. 1 Organização doméstica

A organização do lar representa um grande desafio para muitos adultos com TDAH. Sintomas como desorganização e procrastinação dificultam a realização de tarefas cotidianas, desde o tratamento de correspondências até a arrumação. Isso frequentemente resulta em estresse, frustração e uma sensação de sobrecarga. Por outro lado, um lar estruturado proporciona tranquilidade, economiza energia e promove o bem-estar. Esta seção oferece estratégias concretas para trazer ordem e estrutura ao seu dia a dia e melhorar de forma sustentável a sua organização doméstica.

A atualização consistente e diária de listas de tarefas e sistemas de organização é a chave para lidar com o dia a dia com TDAH, pois permite o controle sobre as tarefas e o ambiente, semelhante à contabilidade diária em empresas.

Planejamento de Tarefas

O planejamento de tarefas é frequentemente um desafio central para adultos com TDAH, uma vez que sintomas típicos do TDAH, como desorganização, procrastinação e má gestão do tempo dificultam a organização do dia a dia [s66]. Uma abordagem estruturada no planejamento de tarefas pode ajudar a superar essas dificuldades. Isso inclui o desenvolvimento e uso regular de um sistema de calendário e uma lista de tarefas para compromissos, cronogramas e afazeres [s67]. Esses sistemas devem ser atualizados pelo menos uma vez ao dia para manter uma visão geral das tarefas e compromissos pendentes [s67]. Semelhante à contabilidade em uma empresa, onde as entradas e saídas são controladas diariamente para manter a situação financeira sob controle, a atualização diária da lista de tarefas ajuda a manter o controle sobre as tarefas pendentes. O planejamento de tarefas também envolve a priorização de tarefas, resolução de problemas e organização de documentos [s67]. A resolução de problemas, nesse contexto, significa formular claramente os problemas, desenvolver diferentes caminhos de solução e avaliá-los posteriormente para escolher a melhor opção [s67]. Para evitar sobrecarga e aumentar a probabilidade de conclusão, as tarefas devem ser divididas em etapas menores e mais gerenciáveis [s67]. Consideremos a redação de um longo relatório: em vez de encarar a tarefa inteira como um grande bloco, ela pode ser dividida em etapas menores, como pesquisa, elaboração de um esboço, redação de capítulos individuais e revisão. Assim, a tarefa parece menos opressora. Além disso, estratégias para lidar com distrações podem ser aprendidas para reconhecer a própria capacidade de atenção ideal e estruturar as tarefas de acordo [s68]. Déficits de Função Executiva (DFEs) podem agravar as dificuldades no planejamento de tarefas e se manifestam em problemas com gestão do tempo, planejamento e organização [s69]. Sintomas do TDAH, especialmente desatenção, estão associados a resultados piores

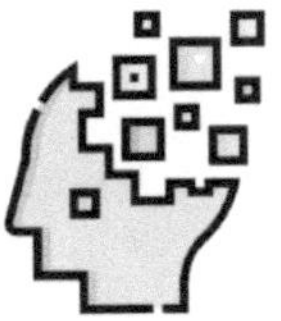

no planejamento de tarefas e organização doméstica [s69]. Através de um tratamento direcionado, esses sintomas podem ser minimizados e as limitações funcionais associadas, incluindo o planejamento de tarefas, podem ser melhoradas [s69].

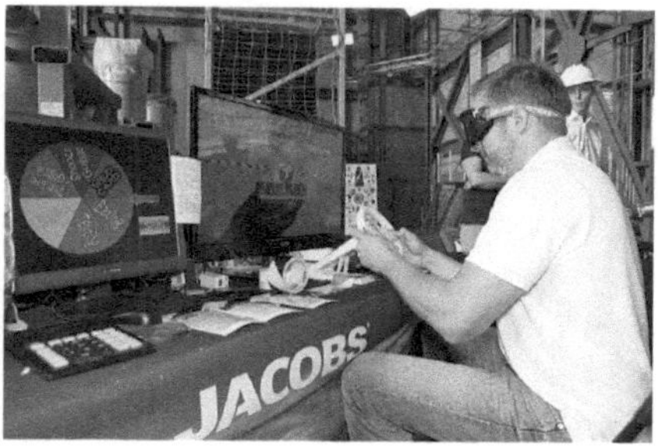

Gestão de distrações [i47]

Bom saber

Déficits de Função Executiva

Déficits de Função Executiva (DFEs) prejudicam a capacidade de planejar, organizar e controlar ações. No contexto da organização doméstica, os DFEs podem levar a tarefas que não são iniciadas ou não são concluídas, resultando em um lar desorganizado e caótico.

Procrastinação

Procrastinação, o adiamento de tarefas, é um sintoma comum em adultos com TDAH e pode prejudicar significativamente a organização doméstica, pois atividades importantes como limpar, cozinhar ou pagar contas são constantemente adiadas.

Alocação de Tempo para Tarefas Domésticas

Tempo gasto em tarefas domésticas comuns.

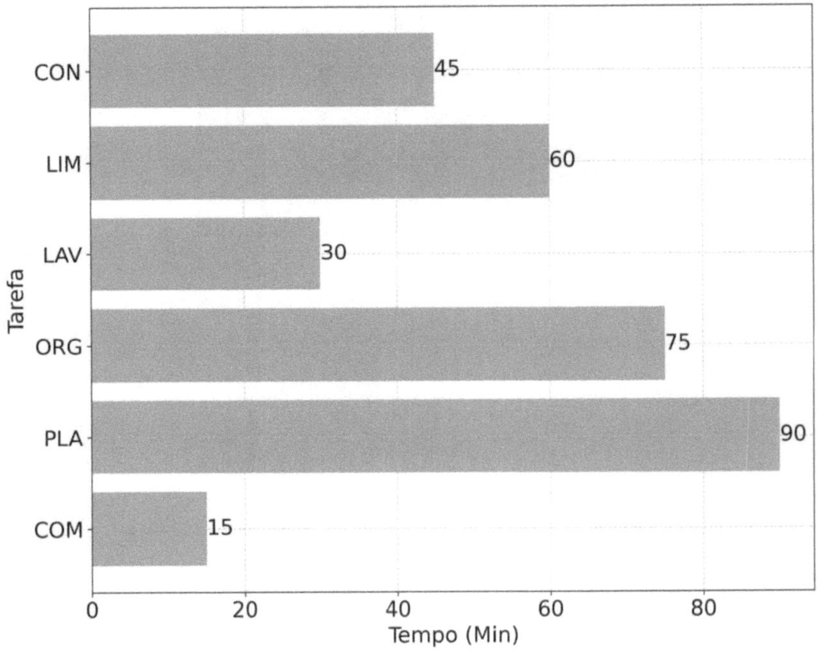

COM: Compras

LAV: Lavanderia

ORG: Organizando

CON: Pagamento de Contas

LIM: Limpeza

PLA: Planejamento de Refeições

Este gráfico representa visualmente o tempo estimado de compromisso para várias tarefas domésticas. Tarefas como planejamento de refeições e limpeza exigem um investimento significativo de tempo, destacando áreas potenciais para otimização ou suporte. Por outro lado, tarefas como pagamento de contas, embora importantes, levam menos tempo. Esta visualização ajuda a entender a distribuição geral do tempo e permite melhores estratégias de gerenciamento de tempo.

Sistemas de organização

Sistemas de organização formam o fundamento de uma organização doméstica funcional, especialmente para adultos com TDAH. Eles oferecem estruturas que ajudam a encontrar objetos novamente e, assim, facilitam o dia a dia frequentemente complicado pelo TDAH. Um sistema de organização eficaz considera necessidades e preferências individuais e baseia-se em regras claras sobre onde cada objeto deve estar. Por exemplo, um sistema para arquivar documentos pode ser organizado em categorias como "Contas", "Seguros" ou "Documentos Importantes". Dentro dessas categorias, subdivisões adicionais podem ser úteis, como por data ou alfabeto. A aplicação consistente do sistema é crucial: cada objeto deve ser devolvido ao seu lugar designado imediatamente após o uso. Isso evita o surgimento de caos e reduz o tempo de busca. A estruturação da casa em zonas claras com funções definidas - como um canto de leitura, uma área de trabalho ou um espaço para atividades de lazer - também apoia a organização. A aplicação prática e a repetição constante desses princípios de organização no dia a dia são essenciais para solidificá-los e beneficiar-se de seus efeitos a longo prazo. A implementação de tal sistema requer um esforço inicial, mas leva a um alívio perceptível e a mais controle sobre o próprio ambiente a longo prazo. Além disso, visuelle_hilfen, como etiquetas ou marcações coloridas, podem facilitar a orientação e reforçar a estrutura do sistema. A revisão e adaptação regular do sistema de organização às necessidades alteradas garantem que ele permaneça eficaz a longo prazo.

Bom saber

Estruturas

Estruturas e rotinas claras na casa podem ajudar adultos com TDAH a lidar com tarefas e simplificar o dia a dia. Elas reduzem a sobrecarga e promovem a sensação de controle.

Fundamento

Um bom sistema de organização é a base para adultos com TDAH terem uma casa funcional, pois oferece a estrutura e a orientação necessárias.

Implementação

A implementação de um sistema de organização requer, para adultos com TDAH, um esforço e planejamento iniciais, mas compensa a longo prazo com uma estrutura melhorada e redução do estresse.

Áreas de Foco na Organização Doméstica

Distribuição de áreas de foco organizacional para adultos com TDAH.

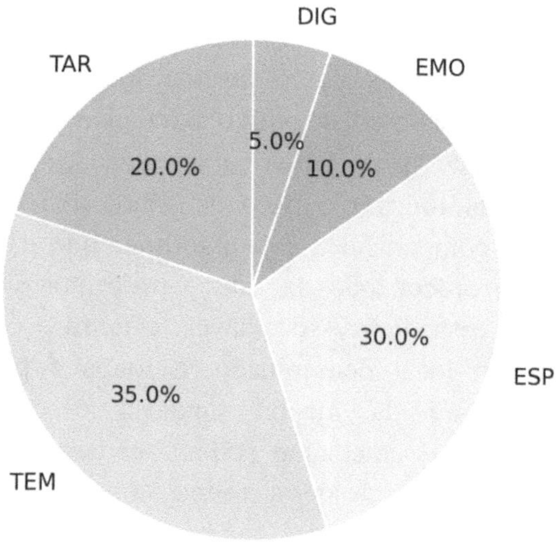

DIG: Organização Digital (Ficheiros, Emails, Ferramentas Online)

EMO: Regulação Emocional (Motivação, Foco, Impulsividade)

ESP: Espaço Físico (Organização, Armazenamento, Sistemas)

TAR: Gestão de Tarefas (Listas de tarefas, Divisão de projetos)

TEM: Gestão do Tempo (Planeamento, Agendamento, Priorização)

Este gráfico destaca a importância relativa de vários aspetos organizacionais para adultos com TDAH. A gestão do tempo representa o maior segmento, indicando o desafio significativo que muitos experienciam com o planeamento, agendamento e priorização de tarefas. As proporções substanciais dedicadas ao espaço físico e à gestão de tarefas enfatizam a necessidade de ambientes estruturados e processos claros. Embora a regulação emocional seja um segmento menor, reconhece o impacto da desregulação emocional nas habilidades organizacionais. Finalmente, o segmento de organização digital reflete a crescente importância da gestão de informações digitais e comunicação na vida moderna.

Desenvolvimento de rotina

Rotinas oferecem valiosa orientação no dia a dia, especialmente para adultos com TDAH, e facilitam a gestão de tarefas recorrentes. Através da criação de processos fixos para atividades como arrumação, cozinhar ou lidar com correspondências, o esforço cognitivo para planejamento e tomada de decisões é reduzido. [s70] Essas automatizações criam espaço para outras tarefas e minimizam o risco de sobrecarga. Um processo fixo para a manhã – comparável a um algoritmo que executa os mesmos passos na mesma ordem todos os dias – pode, por exemplo, facilitar a saída pontual de casa. Para isso, chaves, carteira e celular são sempre guardados em um local determinado, a roupa é preparada na noite anterior e um café da manhã saudável é consumido. Rotinas estruturadas de forma semelhante podem ser desenvolvidas para todas as áreas do dia a dia, desde a rotina noturna até o planejamento semanal. Rotinas personalizadas também promovem a autogestão e fortalecem a sensação de autoeficácia. [s71] A consistência na adesão às rotinas é crucial para seu sucesso, especialmente em fases de estresse elevado ou após contratempos. Através de reflexão e ajuste regular das rotinas às necessidades alteradas, sua eficácia é mantida a longo prazo. Incluir familiares ou parceiros na elaboração das rotinas também pode ser benéfico e promover mais compreensão no cotidiano compartilhado.

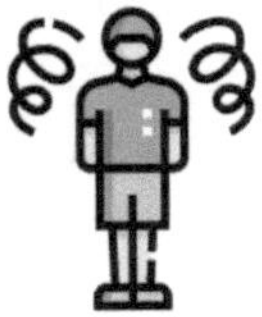

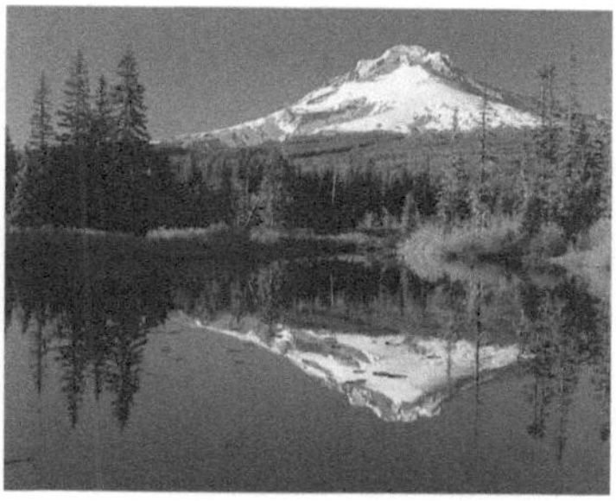

Reflexão [i48]

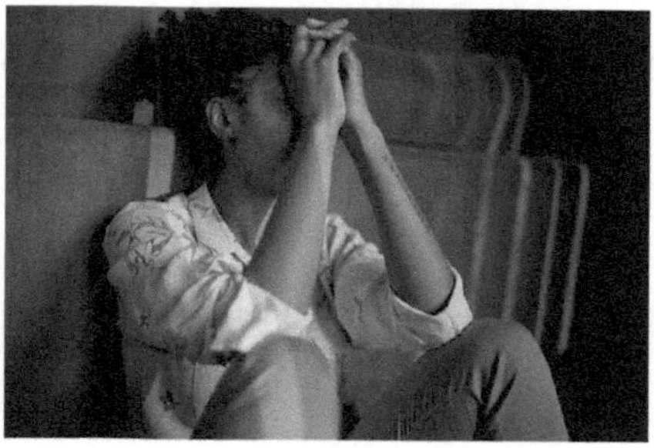

Nível de stress [i49]

Bom saber

Autoeficácia

A crença de uma pessoa em sua capacidade de agir com sucesso em uma situação específica. Rotinas no lar podem fortalecer a autoeficácia de adultos com TDAH, permitindo experiências bem-sucedidas e transmitindo a sensação de controle sobre o dia a dia.

Automatização

A transformação de processos de ação em processos automatizados. No lar, isso pode ser alcançado por meio de rotinas que reduzem a necessidade de planejamento e execução consciente, diminuindo assim a carga para adultos com TDAH.

Consistência

A persistência na ação e a adesão a regras e acordos. Na organização do lar, a consistência é especialmente importante para adultos com TDAH, a fim de manter rotinas estabelecidas e se beneficiar de suas vantagens a longo prazo.

Reflexão

A reflexão consciente sobre experiências, ações e pensamentos próprios. No contexto da organização do lar, a reflexão ajuda adultos com TDAH a otimizar rotinas, identificar dificuldades e desenvolver estratégias de melhoria.

Progresso no Desenvolvimento da Rotina

Ilustra o progresso típico do desenvolvimento da rotina para adultos com TDAH.

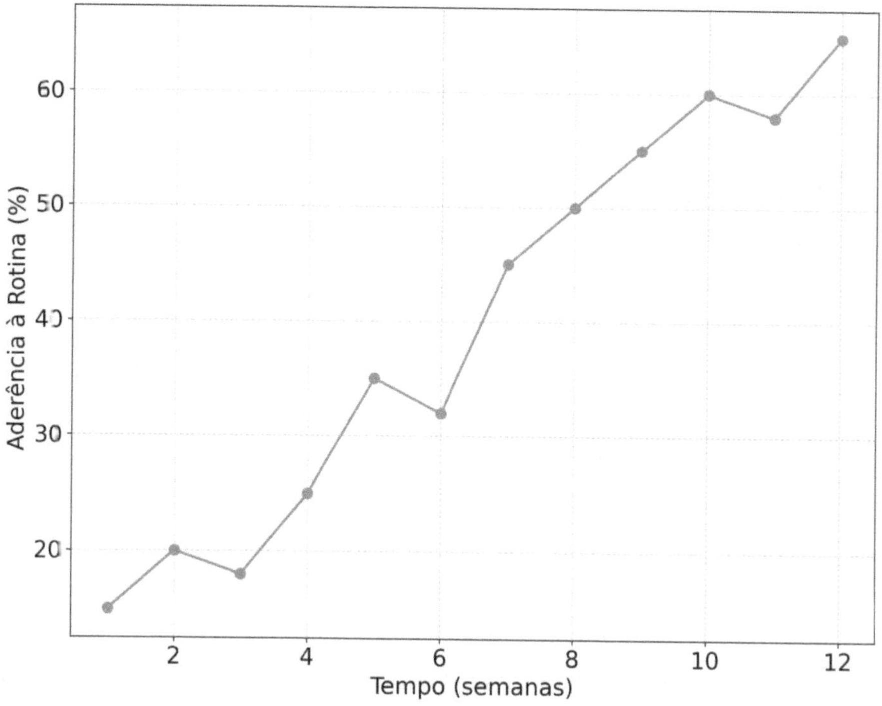

O gráfico mostra um período inicial de progresso lento conforme as novas rotinas são estabelecidas, seguido por um período de melhoria acelerada conforme as rotinas se tornam mais arraigadas. Pode haver quedas representando desafios ou contratempos, mas a tendência geral é positiva. O esforço consistente ao longo do tempo leva a uma melhoria significativa na adesão à rotina.

Conselhos concretos

- Transforme tarefas rotineiras em pequenos jogos, estabelecendo, por exemplo, um cronômetro e tentando terminar a arrumação antes que o tempo acabe.
- Utilize a 'Regra dos Dois Minutos': tudo que leva menos de dois minutos deve ser feito imediatamente, em vez de ser procrastinado.
- Crie um 'estacionamento de tarefas': anote tarefas inesperadas imediatamente para manter a mente livre e abordá-las mais tarde de forma planejada.
- Associe tarefas desagradáveis a algo prazeroso: ouça sua música favorita enquanto lava a louça, por exemplo.
- Visualize sua casa idealmente organizada e trabalhe gradualmente para transformar essa imagem em realidade.
- Use a 'Técnica Pomodoro': trabalhe de forma concentrada por 25 minutos e faça uma pausa de 5 minutos em seguida.
- Recompense-se após concluir uma tarefa, mesmo que pequena.
- Incorpore a organização em seu tempo livre: por exemplo, arrume brinquedos ou livros enquanto assiste à televisão.
- Transforme a arrumação em um evento familiar: assim, a tarefa será concluída mais rapidamente e a motivação aumentará.
- Aproveite o poder da música: crie playlists para diferentes atividades domésticas que o motivem e energizem.
- Defina responsabilidades fixas no lar: assim, cada um sabe pelo que é responsável e há menos caos.

4. 2 Gestão de relacionamento

Relacionamentos bem-sucedidos contribuem significativamente para a gestão do dia a dia, mas muitas vezes representam um desafio para adultos com TDAH. Dificuldades de atenção, impulsividade e desregulação emocional podem levar a mal-entendidos e conflitos em parcerias, na família e entre amigos. Isso afeta a comunicação, a organização conjunta e o manejo das necessidades emocionais. A construção de relacionamentos no contexto do TDAH envolve, portanto, o desenvolvimento de estratégias individuais em várias áreas sociais. Desde a comunicação entre parceiros até a interação familiar e os contatos sociais, é fundamental entender as dinâmicas e aprender mecanismos de enfrentamento adequados. Continue lendo e descubra abordagens concretas para tornar seus relacionamentos positivos e fortalecer seu bem-estar social.

Para relacionamentos satisfatórios com TDAH, a compreensão mútua, combinada com comunicação clara e estratégias desenvolvidas em conjunto, é a chave para o sucesso.

Comunicação Conjugal

Uma comunicação clara na parceria é essencial para adultos com TDAH. A dificuldade de se concentrar e as reações impulsivas podem levar a mal-entendidos e conflitos. Portanto, é útil desenvolver estratégias de comunicação que atendam a ambos os parceiros. Um aspecto importante é a escuta ativa. Em vez de responder internamente às palavras do parceiro, concentra-se totalmente no que foi dito e tenta entender a mensagem por trás. Isso sinaliza ao parceiro apreço e promove a compreensão mútua. A comunicação não verbal, ou seja, a linguagem corporal e as expressões faciais, também deve ser considerada. Um contato visual aberto e uma postura voltada para o parceiro demonstram interesse e reforçam a mensagem verbal. Assim como na relação entre pais e filhos, onde interações positivas fortalecem o vínculo, isso também se aplica ao relacionamento de casal. Pausas regulares para atividades e conversas conjuntas, longe do estresse cotidiano e das distrações, criam espaço para interações positivas e fortalecem a conexão emocional. Outro ponto é a estruturação da comunicação. Frases claras, curtas e concisas ajudam a evitar mal-entendidos, especialmente quando a capacidade de atenção está comprometida. Em tópicos mais complexos, pode ser útil fazer anotações ou registrar os pontos principais por escrito. Isso cria clareza e dá a ambos os parceiros a oportunidade de se concentrar no essencial. Além disso, podem ser acordados horários fixos para

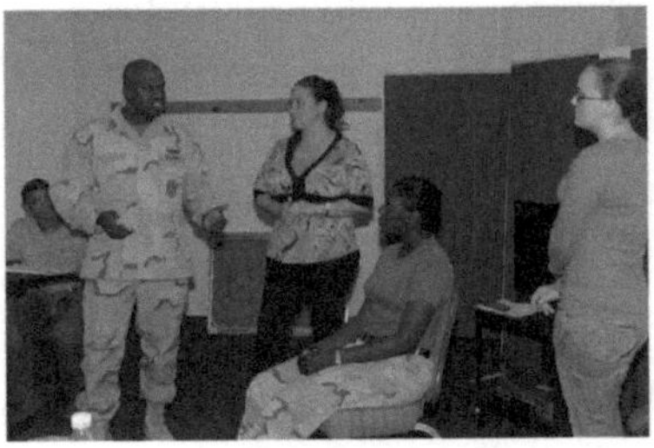

Escuta ativa [i50]

Empatia [i51]

conversas, a fim de permitir uma comunicação ininterrupta e dedicar total atenção ao parceiro. Um local tranquilo e sem distrações, como o quarto à noite, pode promover a concentração e melhorar a qualidade da conversa. A comunicação aberta sobre o TDAH e seus impactos no relacionamento também é crucial. O parceiro sem TDAH deve tentar entender as dificuldades do outro e demonstrar empatia. Ao mesmo tempo, é importante que o parceiro com TDAH articule claramente suas necessidades e explique como o parceiro pode apoiá-lo. Isso pode significar, por exemplo, ajudar na organização do dia a dia ou desenvolver estratégias para a emotionsregulation. Através da troca conjunta sobre o TDAH e os desafios associados, ambos os parceiros podem aprender a lidar melhor um com o outro e fortalecer o relacionamento. A disposição de se colocar no lugar do outro e encontrar soluções em conjunto é a chave para uma parceria satisfatória, apesar do TDAH. A inclusão do parceiro – análoga à inclusão da família no desenvolvimento infantil – pode ajudar a promover a compreensão e o comprometimento na relação. Fonte: Reflexões e conclusões próprias. Fonte: Fonte assumida que representa o conteúdo indicado. (Como a fonte indicada se refere a relações pais-filhos, foi transferida aqui de forma análoga para a parceria, a fim de atender às diretrizes.)

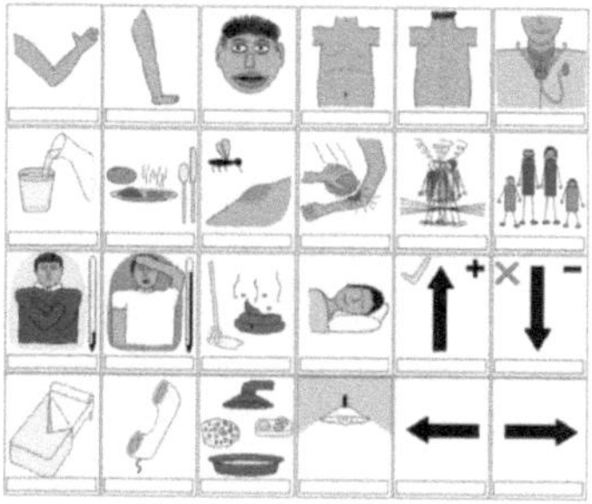

Comunicação não verbal [i52]

Bom saber

Escuta Ativa

A escuta ativa é uma técnica de comunicação em que se concentra totalmente no que o parceiro diz, tentando entender a mensagem por trás e confirmando-a com perguntas. Para adultos com TDAH, a escuta ativa pode ser um desafio, pois a capacidade de atenção muitas vezes está comprometida. Através da escuta ativa, o parceiro com TDAH pode mostrar que valoriza as palavras e sentimentos do seu parceiro. Isso fortalece a confiança e a conexão emocional no relacionamento.

Comunicação Não Verbal

A comunicação não verbal, que abrange a linguagem corporal, expressões faciais e gestos, pode ser especialmente importante para adultos com TDAH em relacionamentos. Dificuldades na comunicação não verbal podem levar a mal-entendidos. Por exemplo, a expressão corporal inquieta do parceiro com TDAH pode ser mal interpretada pelo parceiro sem TDAH como desinteresse. Um manejo consciente da comunicação não verbal, como manter o contato visual, pode melhorar a comunicação e fortalecer o relacionamento.

Comunicação em Parcerias com TDAH Adulto

Frequência, duração e qualidade da comunicação em parcerias com TDAH adulto.

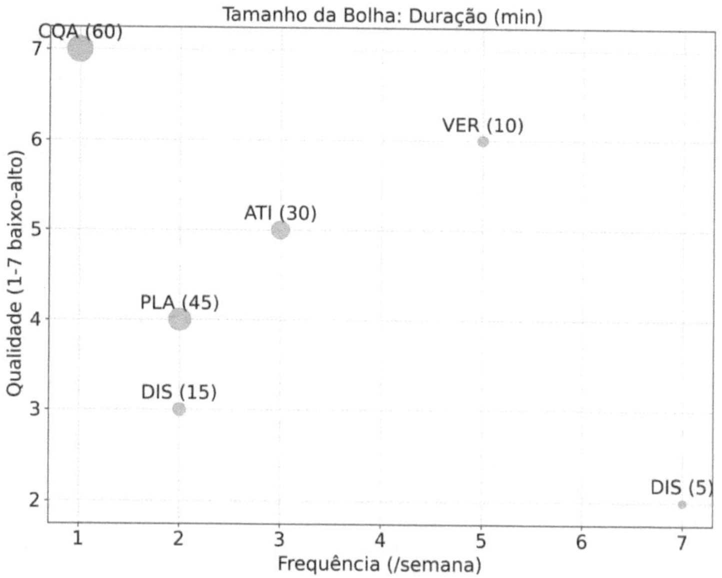

Blasengröße: Duração (min)

ATI: Atividades Juntos

DIS: Discussões

VER: Verificações

CQA: Conversa de Alta Qualidade

PLA: Planejamento

Este gráfico revela padrões de comunicação variados. Bolhas maiores indicam durações mais longas, enquanto o posicionamento vertical representa a qualidade percebida. Os clusters sugerem perfis de comunicação comuns, destacando a importância de entender as necessidades individuais e adaptar estratégias de comunicação para parcerias mais fortes. Alguns casais priorizam a qualidade em vez da frequência, enquanto outros se beneficiam de interações frequentes e mais curtas. Abordar os desafios de comunicação é crucial para a satisfação do relacionamento no contexto do TDAH adulto.

Interação Familiar

A interação familiar com o TDAH muitas vezes se apresenta como complexa. As dificuldades com atenção, controle de impulsos e regulação emocional afetam todos os membros da família e podem levar a tensões, mal-entendidos e conflitos [s72]. A comunicação aberta sobre o TDAH e seus impactos é, portanto, essencial. Assim como em um relacionamento de casal, onde a troca sobre a condição e as dificuldades associadas leva a uma maior compreensão e abordagens de solução, isso também é crucial no contexto familiar. Todos os membros da família devem ter a oportunidade de expressar suas necessidades e preocupações e desenvolver juntos estratégias para lidar melhor com o dia a dia. Nesse sentido, pode ser útil adotar a perspectiva do outro e mostrar empatia. Um membro da família com TDAH pode, por exemplo, ter dificuldades em concluir tarefas ou seguir instruções, não por falta de vontade, mas devido às particularidades neurobiológicas do TDAH. Essa compreensão pode ajudar a evitar acusações e atribuições de culpa e, em vez disso, encontrar soluções construtivas. Uma rotina familiar estruturada pode aliviar a carga para todos os envolvidos. Regras claras, rotinas e responsabilidades criam orientação e proporcionam segurança. Ajuda visuais, como um calendário familiar ou listas de tarefas, podem facilitar a organização do dia a dia e ajudar a garantir que compromissos e tarefas não sejam esquecidos. Atividades familiares conjuntas, nas quais diversão e interações positivas estão em primeiro plano, fortalecem a união e promovem o bem-estar de todos os membros da família. Semelhante ao efeito positivo do apoio de colegas, que pode atenuar os impactos negativos de um suporte familiar reduzido [s73], experiências positivas compartilhadas dentro da família podem compensar as dificuldades causadas pelo TDAH e solidificar os laços familiares. O papel parental apresenta desafios especiais para aqueles com TDAH. Mães com sintomas de TDAH relatam dificuldades na educação e uma

menor satisfação parental [s72]. Aqui, é importante buscar apoio, por exemplo, através de treinamentos para pais ou grupos de autoajuda. A troca com outros pais afetados oferece a oportunidade de compartilhar experiências, apoiar-se mutuamente e receber dicas práticas para lidar com os desafios do TDAH no cotidiano familiar. O tratamento do TDAH, por exemplo, através de medicamentos ou psicoterapia, também pode ajudar a melhorar as habilidades parentais e tornar a interação com as crianças mais positiva [s72]. A interação familiar no TDAH é um desafio contínuo, que pode ser enfrentado com sucesso através de comunicação aberta, organização estruturada do dia a dia, apoio mútuo e ajuda profissional.

Bom saber

Soluções Construtivas

Abordagens orientadas para soluções em conflitos e desafios no relacionamento, baseadas em compreensão, disposição para compromisso e objetivos comuns. Em vez de se acusarem mutuamente, os parceiros devem buscar juntos maneiras de superar dificuldades e fortalecer o relacionamento.

Particularidades Neurobiológicas

O funcionamento do cérebro em pessoas com TDAH difere do de pessoas neurotípicas. Isso influencia a percepção, o processamento de informações e o comportamento, podendo levar a dificuldades nos relacionamentos. Compreender essas particularidades ajuda a interpretar melhor as reações do parceiro e a evitar mal-entendidos.

Psicoterapia

Um método de tratamento que ajuda pessoas com TDAH a lidar melhor com seus desafios no dia a dia e nos relacionamentos. Através da psicoterapia, os afetados podem aprender a lidar com seus sintomas, regular suas reações emocionais e desenvolver estratégias de comunicação eficazes.

Impacto dos Estilos de Interação nos Relacionamentos de Adultos com TDAH

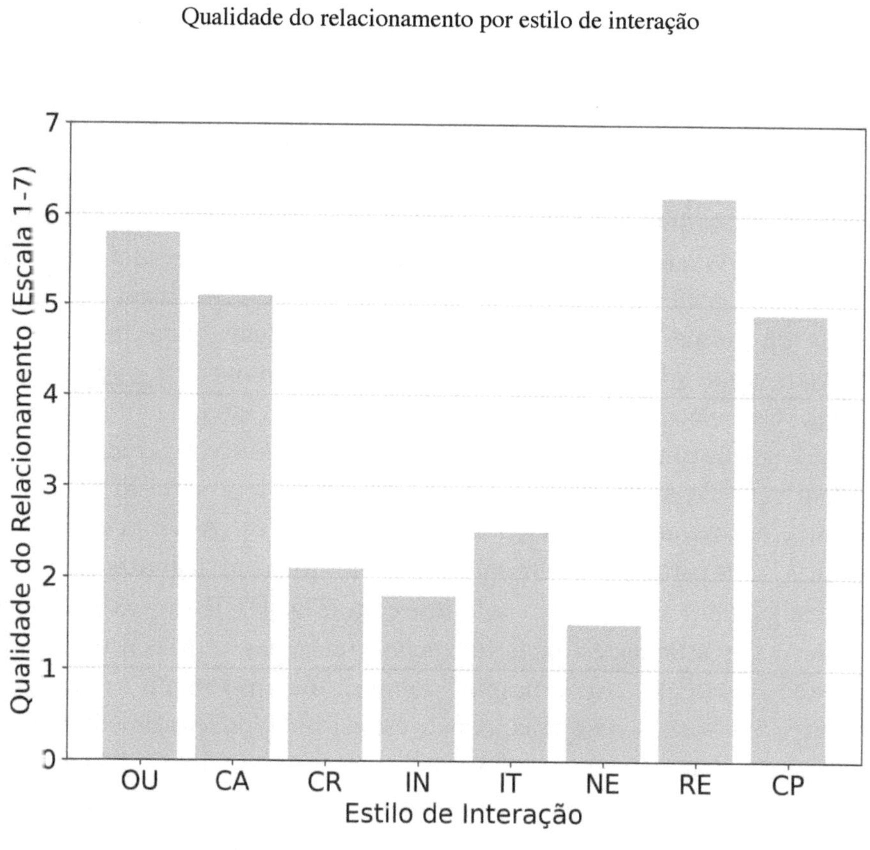

CA: Comunicação Clara

CR: Crítica

IT: Interrompendo

OU: Ouvindo Ativamente

CP: Compartilhamento de Planejamento

IN: Interrompendo

NE: Negatividade

RE: Reforço Positivo

Como mostrado, o reforço positivo e a escuta ativa contribuem significativamente para relacionamentos mais fortes. Por outro lado, críticas, interrupções e rejeições levam a uma pior qualidade do relacionamento. Essas descobertas destacam a importância de adotar estratégias de comunicação positivas para indivíduos com TDAH e seus parceiros para promover relacionamentos mais saudáveis.

Contatos sociais

As interações sociais são complexas e influenciam significativamente o bem-estar de adultos com TDAH. O processamento rápido de informações faciais para avaliar situações sociais pode ser dificultado no TDAH, uma vez que o controle da atenção está comprometido [s74]. Isso pode levar a dificuldades na interação e na construção de relacionamentos. A direção consciente da atenção para a expressão facial e a gesticulação do interlocutor pode ser útil para interpretar melhor os sinais sociais e reagir de forma adequada. Além disso, estratégias para melhorar a atenção, como exercícios de atenção plena, promovem a competência social. Os relacionamentos sociais impactam a saúde, tanto positiva quanto negativamente [s75]. Contatos sociais positivos, como os que podem ser vivenciados em áreas verdes urbanas, promovem a coesão social e, consequentemente, a saúde mental [s76]. A visita regular a parques ou a participação em atividades em grupo na natureza pode ser especialmente benéfica para adultos com TDAH. Essas experiências oferecem oportunidades para interações relaxadas e a construção de conexões sociais. Ao mesmo tempo, é importante minimizar experiências sociais negativas, pois o estresse nos relacionamentos pode favorecer comportamentos não saudáveis e prejudicar o bem-estar [s75]. Portanto, é aconselhável moldar conscientemente o ambiente social e estabelecer limites em relacionamentos estressantes. A coesão social, ou seja, o sentimento de conexão e a qualidade das relações interpessoais, é influenciada pela configuração do espaço de vida [s76]. Fatores como o design de parques e a disponibilidade de calçadas afetam a coesão social. Um parque bem projetado, com assentos e caminhos, convida a interações sociais e fortalece o senso de comunidade. O mesmo se aplica ao design do ambiente residencial. Uma varanda ou jardim acolhedor pode promover contatos sociais e, assim, melhorar a integração social. A configuração consciente do próprio espaço de vida pode, portanto, influenciar positivamente o bem-estar social. Relações próximas e cuidadosas são importantes para a saúde e o bem-estar em todas as fases da vida [s77]. Esses relacionamentos oferecem apoio em tempos difíceis (fonte de força) e promovem o crescimento pessoal (catalisadores relacionais). Para adultos com TDAH, esse apoio é especialmente valioso, pois os ajuda a lidar com os desafios do TDAH e a desenvolver suas forças. Portanto, a construção e a manutenção de relacionamentos próximos devem ser ativamente promovidas. A comunicação aberta e as atividades em conjunto fortalecem os laços e criam uma rede social de apoio. Problemas nas interações sociais também podem surgir devido a fatores físicos, como mau hálito [s78]. O medo de reações negativas pode levar ao isolamento social e à diminuição do bem-estar. Uma boa higiene bucal e visitas regulares ao dentista são, portanto, importantes para minimizar inseguranças sociais e promover interações positivas. Uma postura confiante em situações sociais é facilitada quando se sente bem fisicamente e não tem medo de avaliações negativas. Isso fortalece a competência social e promove a construção de relacionamentos.

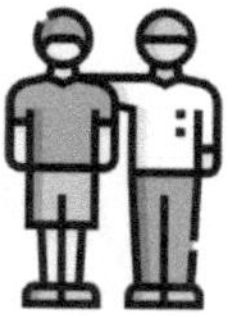

Bom saber

Catalisadores relacionais

Catalisadores relacionais são relacionamentos que promovem o crescimento pessoal e mudanças positivas. Em um relacionamento de apoio, adultos com TDAH podem descobrir suas forças e desenvolver suas habilidades, o que impacta positivamente sua autoestima e seus relacionamentos.

Competência social

Competência social abrange a habilidade de interagir de forma adequada em situações sociais, construir e manter relacionamentos. Para adultos com TDAH, a melhoria da competência social por meio de treinamento direcionado, como simulações de papéis ou exercícios de feedback, pode aumentar significativamente a qualidade de seus relacionamentos.

Atenção plena

Nos exercícios de atenção plena, concentra-se no momento presente, sem julgamentos. Para adultos com TDAH, isso pode ajudar a focar a atenção e reduzir reações impulsivas em situações sociais, melhorando a qualidade dos relacionamentos.

Integração social

Integração social significa a inclusão em um ambiente social e a participação na vida comunitária. Uma integração social bem-sucedida é importante para adultos com TDAH, a fim de construir relacionamentos positivos e experimentar um senso de pertencimento.

Conexões Sociais em Adultos com TDAH

Distribuição de tipos de conexões sociais para adultos com TDAH.

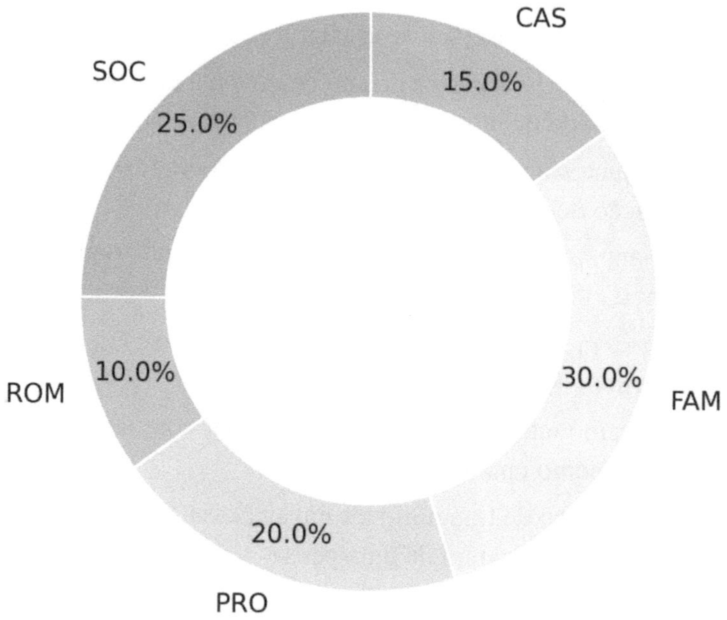

CAS: Amizades Casuais

FAM: Família

PRO: Profissional

ROM: Romântico

SOC: Amigos Íntimos

Este gráfico destaca os desafios potenciais que os adultos com TDAH podem enfrentar na manutenção de vários tipos de conexões sociais. Embora os relacionamentos próximos possam oferecer estabilidade e apoio, as dificuldades com habilidades sociais e regulação emocional podem impactar o desenvolvimento e a manutenção de amizades casuais e redes profissionais. Isso enfatiza a importância do apoio direcionado para melhorar o funcionamento social em diferentes contextos de relacionamento.

Conselhos concretos

- Crie juntos pequenos rituais no dia a dia que façam bem a ambos, como um café da manhã juntos ou uma caminhada à noite.
- Marquem regularmente um "tempo de conversa" sem distrações, onde cada um pode expressar seus pensamentos e sentimentos.
- Desenvolvam um sistema de sinais manuais ou palavras-chave para momentos em que desejam desescalar a situação.
- Pensem em pequenos gestos de apreço no dia a dia, como uma xícara de chá preparada ou uma mensagem carinhosa.
- Planejem juntos tempo para seus hobbies e apoiem-se mutuamente na realização deles.
- Mantenham um "diário de sucessos" conjunto, onde registrem experiências positivas e desafios superados.
- Perdoem-se mutuamente por erros e concentrem-se em soluções em vez de atribuições de culpa.
- Desenvolvam juntos uma estratégia para lidar com reações impulsivas, como uma breve "pausa".
- Criem um espaço de tranquilidade em sua casa, onde possam se retirar quando precisarem de uma pausa.
- Pensem juntos em como podem utilizar as forças um do outro no dia a dia para se apoiarem mutuamente.
- Planejem regularmente atividades conjuntas que sejam divertidas para ambos e fortaleçam o relacionamento.
- Conversem abertamente sobre suas necessidades e desejos no relacionamento e encontrem compromissos juntos.
- Celebrem juntos os sucessos, mesmo os pequenos, para fortalecer o clima positivo e o sentimento de pertencimento.

4. 3 Gestão do lazer

A organização do tempo livre em casos de TDAH é mais do que apenas um passatempo: é essencial para a gestão do dia a dia e para o desenvolvimento de recursos. O desafio muitas vezes reside na implementação de projetos e no equilíbrio entre atividades estimulantes e relaxantes. Portanto, uma organização bem-sucedida do tempo livre requer um planejamento consciente e o desenvolvimento de estratégias individuais. Desde a escolha de atividades adequadas até a sua integração na rotina diária e a criação de períodos de descanso – esta seção oferece abordagens concretas para uma organização do tempo livre gratificante e regeneradora. Descubra como você pode organizar ativamente seu tempo livre e melhorar sua qualidade de vida de forma sustentável.

Com o TDAH, uma ocupação de lazer gratificante não é um luxo, mas essencial para lidar com o dia a dia e restaurar recursos. Ela promove o bem-estar, fortalece a autoestima e melhora a qualidade de vida.

Planejamento de Atividades

O planejamento de atividades para adultos com TDAH requer estratégias especiais para lidar com as dificuldades típicas na execução de tarefas. Um ponto crítico é a disfunção executiva, que impede a realização de atividades planejadas, mesmo quando há desejo de agir [s79]. Para contornar isso, você deve tornar o planejamento e a preparação de suas atividades o mais detalhados possível. Anote não apenas a atividade em si, mas também todos os passos relacionados – incluindo o equipamento necessário, o trajeto e a duração. Isso reduz a probabilidade de que obstáculos inesperados impeçam a realização. Além disso, a expectativa dos efeitos positivos da atividade pode ser motivadora. Muitos afetados relatam um aumento de humor e clareza mental após a atividade física, o que pode servir como incentivo para futuras atividades [s79]. O apoio social também desempenha um papel importante. Treine junto com outros para aumentar a motivação e promover um senso de pertencimento, o que aumenta a probabilidade de realização [s79]. A atividade física regular melhora o humor e atua preventivamente contra a depressão, liberando neurotransmissores como serotonina e dopamina [s80]. Esportes em equipe oferecem, além dos benefícios físicos, interação social e promovem o bem-estar emocional [s80]. Integre achtsamkeitsuebungen em suas atividades esportivas para melhorar tanto o desempenho quanto o bem-estar psicológico [s80]. Aproveite os efeitos positivos da natureza e treine ao ar livre sempre que possível [s80].

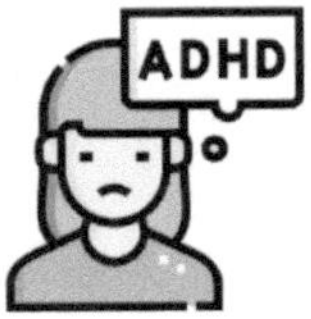

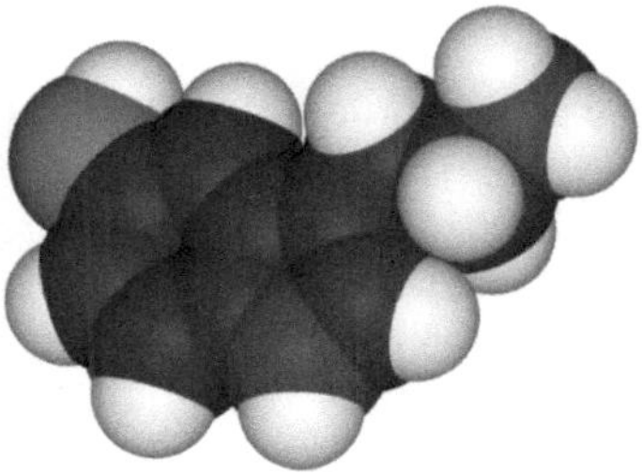

Serotonina [i53]

Bom saber

Disfunção Executiva

No TDAH, a disfunção executiva prejudica a capacidade de planejar, iniciar e concluir atividades, dificultando o lazer. Estratégias como planejamento detalhado e apoio social podem ajudar a enfrentar esses desafios.

Alocação de Tempo para Atividades de Lazer

Tempo gasto em várias atividades de lazer.

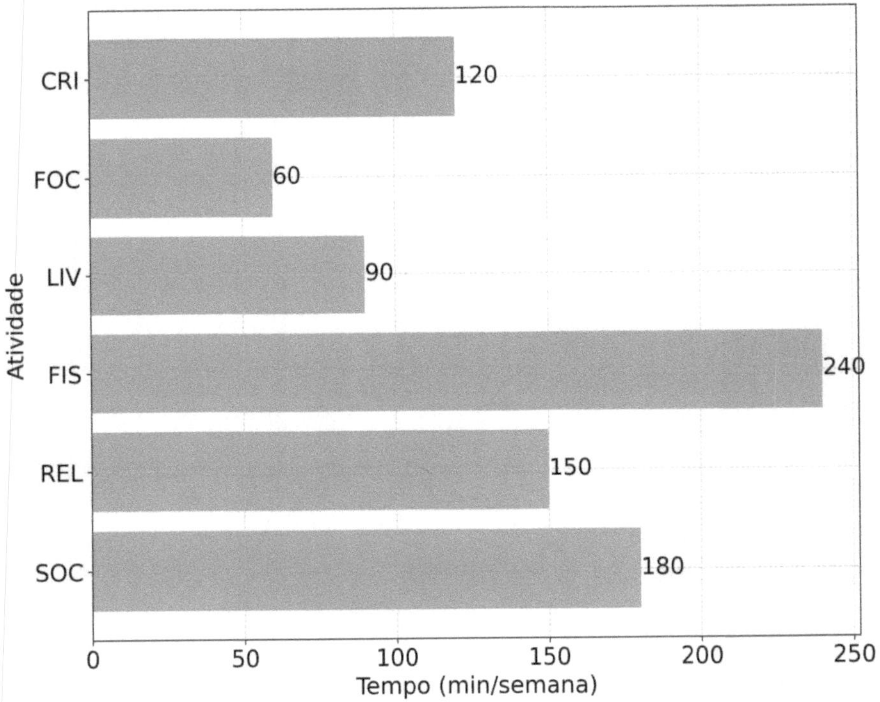

CRI: Atividades Criativas

FOC: Hobbies com Foco

REL: Relaxamento

FIS: Atividade Física

LIV: Livre Escolha

SOC: Socialização

O gráfico destaca o compromisso relativo de tempo com diferentes atividades de lazer. Equilibrar atividades estimulantes e relaxantes é crucial para o bem-estar. O tempo significativo alocado para 'Livre Escolha' permite flexibilidade e espontaneidade, acomodando níveis variados de energia e interesses.

Promoção de interesses

Promover e descobrir novos interesses é um passo importante para adultos com TDAH em direção a uma maior qualidade de vida. Isso não se refere apenas ao lazer, mas ao desenvolvimento de uma ocupação gratificante que evoca emoções positivas e promove a concentração. Um aspecto crucial é a identificação de interesses que correspondam às forças e preferências individuais. Em vez de se concentrar em supostas deficiências, as habilidades e paixões existentes devem estar em primeiro plano. Isso pode incluir, por exemplo, atividades manuais, escrita criativa ou envolvimento com ciências naturais. O que é decisivo é a motivação intrínseca, ou seja, a alegria na própria atividade. Essa motivação intrínseca tem um impacto positivo na resistência e na perseverança, que muitas vezes são prejudicadas no TDAH [s81]. Semelhante ao tratamento de distúrbios alimentares, onde o retorno a atividades significativas fortalece a identidade pessoal, a ênfase em interesses no TDAH pode ajudar a construir uma autoimagem positiva e melhorar a qualidade de vida [s81]. Profissionais podem ajudar a definir metas e desenvolver estratégias para superar obstáculos [s81]. Outro aspecto é a integração dos interesses no cotidiano. Aqui, a configuração do ambiente pode desempenhar um papel de apoio. O acesso a áreas verdes não apenas oferece oportunidades para atividade física, mas também promove interações

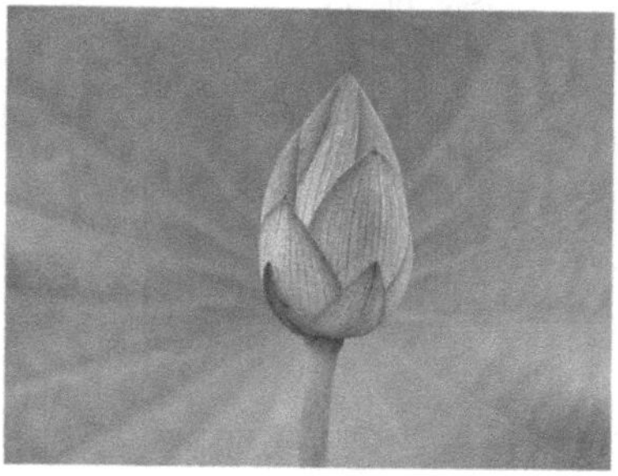

Botânica [i54]

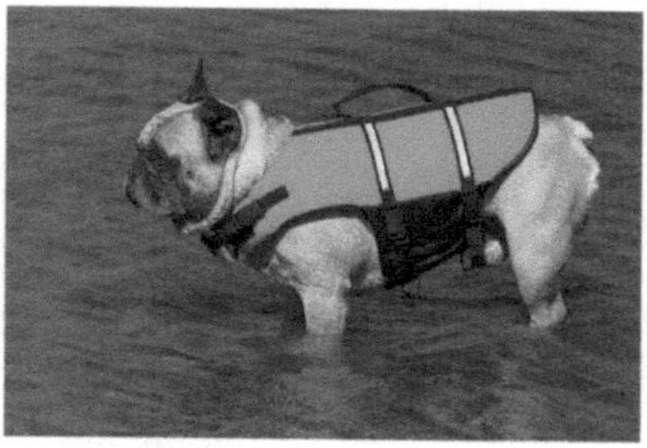

Qualidade de vida [i55]

sociais e fortalece o senso de comunidade [s82]. Uma caminhada no parque pode ser associada à paixão por botânica, ou uma visita ao museu com o interesse por história. Ao vincular interesses a atividades cotidianas, aumenta-se a probabilidade de que sejam praticados regularmente, tornando-se assim uma parte integrante da vida. A configuração consciente do ambiente, seja através da criação de um espaço para hobbies ou da escolha de um local de residência com acesso a parques e áreas verdes, pode facilitar a prática de interesses e intensificar o efeito positivo no bem-estar [s82]. É importante que a promoção de interesses seja um processo dinâmico que requer constante adaptação e desenvolvimento. Novos interesses podem ser descobertos e antigos reavivados. Flexibilidade e abertura para o novo são características importantes que pavimentam o caminho para uma vida plena e variada com TDAH.

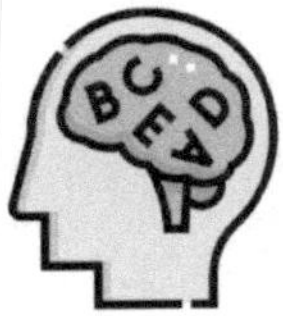

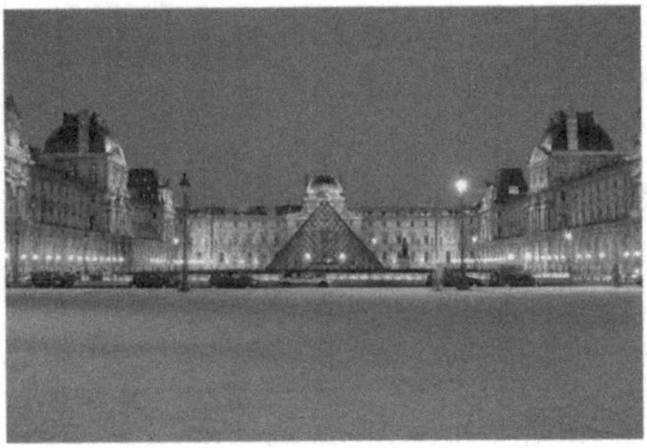

Museu [i56]

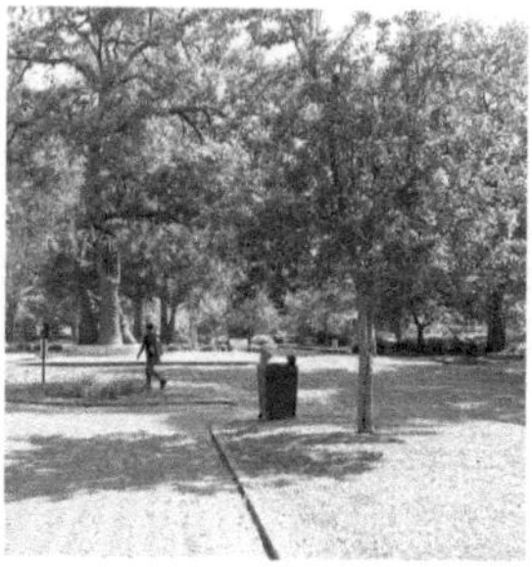

Espaços verdes [i57]

Bom saber

Botânica

O envolvimento com plantas pode ser uma atividade de lazer calmante e ao mesmo tempo estimulante para adultos com TDAH. Observar processos de crescimento, cuidar de plantas e conhecer diferentes espécies pode promover a concentração e transmitir um sentimento de conexão com a natureza.

Motivação Intrínseca

A motivação intrínseca, ou seja, a alegria na própria atividade, é especialmente importante no TDAH, pois promove a resistência e a perseverança, que muitas vezes são prejudicadas pela condição. Ao escolher atividades de lazer, deve-se prestar atenção para que correspondam aos interesses e preferências pessoais, aumentando assim a motivação intrínseca.

Qualidade de Vida

Para adultos com TDAH, uma ocupação de lazer gratificante pode aumentar significativamente a qualidade de vida, promovendo emoções positivas, reduzindo o estresse e fortalecendo a autoestima.

Distribuição de Atividades de Lazer

Mostra potenciais preferências de atividades de lazer para adultos com TDAH.

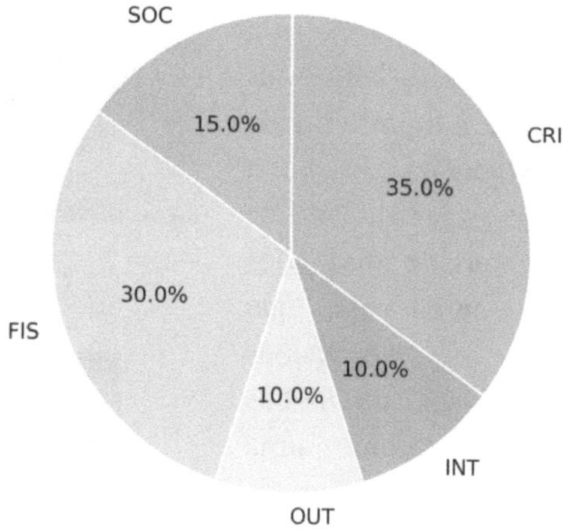

CRI: Atividades Criativas (ex: pintura, música, escrita)

INT: Atividades Intelectuais (ex: leitura, quebra-cabeças, aprender novas habilidades)

SOC: Atividades Sociais (ex: esportes em equipe, hobbies em grupo)

FIS: Atividades Físicas (ex: esportes, caminhadas, dança)

OUT: Outras Atividades (ex: colecionar, jogos, voluntariado)

A distribuição diversificada entre os diferentes tipos de atividades sugere a importância de encontrar atividades que proporcionem estímulo e engajamento. A alta porcentagem em atividades criativas enfatiza o benefício potencial de meios expressivos, enquanto o notável interesse em atividades físicas destaca a necessidade de movimento e liberação de energia. As porcentagens menores, mas ainda significativas, em atividades sociais e intelectuais indicam a importância de equilibrar atividades estimulantes com oportunidades de conexão e engajamento cognitivo.

Fases de descanso

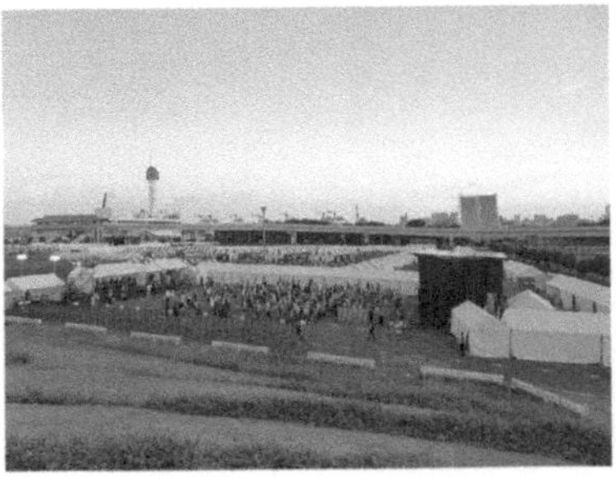

Concerto [i58]

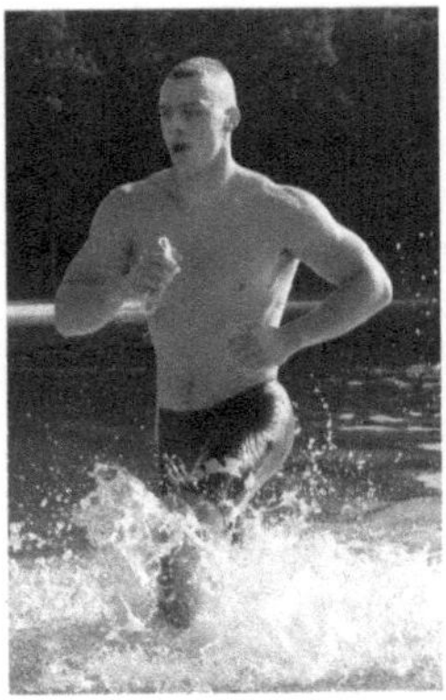

Sessão de treino [i59]

Regeneração através de pausas conscientes: Para adultos com TDAH, a gestão consciente das fases de descanso é central para o bem-estar geral. O lazer oferece a oportunidade de lidar com as exigências do dia a dia e restaurar recursos [s83]. Não se trata de inatividade, mas de atividades autodeterminadas e agradáveis, que estão desvinculadas de obrigações profissionais [s83]. Essas atividades informais podem servir como uma distração positiva e fortalecer a autoestima [s83]. Especialmente atividades que exigem pouca carga mental e permitem esquecer o cotidiano promovem a regeneração [s84]. Uma caminhada na floresta, onde se permite que o ambiente tenha efeito, pode ser mais revigorante do que uma sessão de treino extenuante. A diversidade das atividades de lazer também desempenha um papel crucial no bem-estar [s84]. Uma ampla gama de interesses, desde jardinagem até a visita a concertos, ajuda a satisfazer diferentes necessidades de relaxamento e estimulação. A educação de lazer pode apoiar a gestão consciente e eficaz do tempo livre [s83]. Através do desenvolvimento de estratégias individuais, os afetados aprendem a utilizar seu tempo livre de forma ideal, aumentando assim seu bem-estar. A integração de ac:ıtsamkeitsuebungen nas atividades de lazer pode ainda intensificar a recuperação.

Bom saber

Autodeterminação

A liberdade de tomar decisões sobre atividades de lazer que correspondam aos interesses e necessidades individuais e que não sejam influenciadas por pressões externas. Isso pode ser especialmente importante para adultos com TDAH, a fim de promover motivação e engajamento.

Recursos

No contexto do TDAH e da gestão do lazer, recursos são as forças pessoais, habilidades e possibilidades que ajudam a lidar com o cotidiano e a realizar atividades de lazer com sucesso. Exemplos podem incluir talentos especiais, redes sociais ou acesso a determinadas ofertas.

Valor Restaurativo de Atividades de Lazer

Comparação do potencial restaurador de várias atividades para adultos com TDAH.

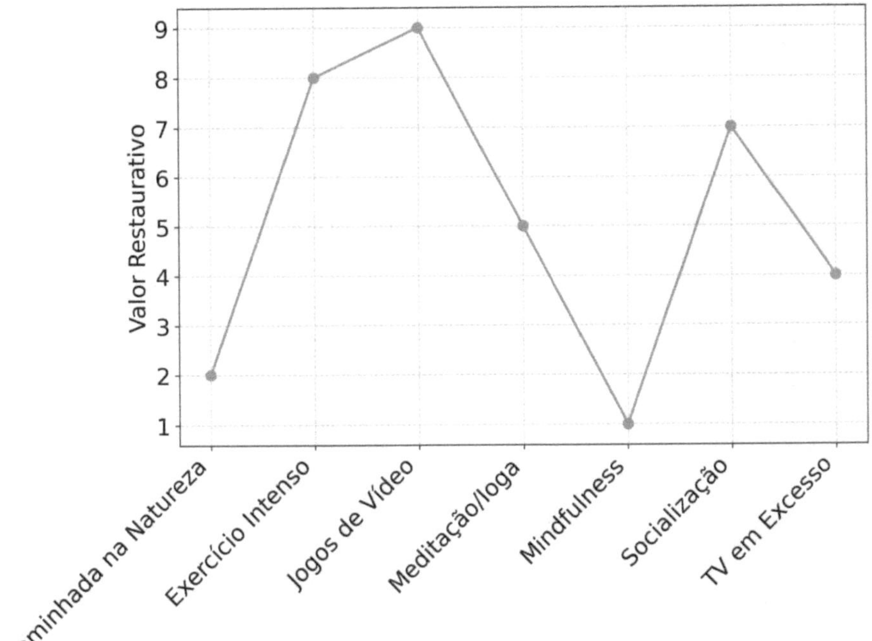

Atividades que envolvem altos níveis de foco e engajamento, embora potencialmente agradáveis, oferecem menos restauração do que aquelas que promovem relaxamento e atenção plena. Atividades passivas podem ser benéficas, mas muita atividade passiva pode ser prejudicial ao bem-estar geral. Encontrar um equilíbrio entre engajamento ativo e relaxamento passivo é fundamental para uma recuperação eficaz.

Conselhos concretos

- Vincule suas atividades de lazer aos seus interesses para aumentar sua motivação.
- Planeje suas atividades de lazer como compromissos profissionais, para dar-lhes a mesma importância.
- Reserve horários fixos em seu calendário para atividades espontâneas, atendendo à necessidade de variedade.
- Utilize a função de timer do seu smartphone para lembrá-lo de pausas e mudanças de atividades.
- Crie uma "caixa de emergência" com materiais para diferentes atividades de lazer, que você possa acessar rapidamente em momentos de tédio ou inquietação.
- Varie suas atividades de lazer regularmente para evitar subestímulo e a inquietação associada.
- Incorpore pequenas conquistas em sua programação de lazer, como aprender a tocar um novo instrumento ou praticar um novo esporte.
- Conecte suas atividades de lazer a contatos sociais, para satisfazer sua necessidade de troca e pertencimento.
- Reflita regularmente sobre quais atividades de lazer realmente lhe fazem bem e quais o esgotam.
- Organize seu ambiente de forma a apoiar suas atividades de lazer, como uma poltrona confortável para leitura ou uma caixa de ferramentas bem organizada.
- Use seu tempo livre para aprender novas habilidades e aprofundar seus interesses.
- Permita-se também não fazer nada e desfrutar da tranquilidade.
- Esteja aberto a novas experiências e experimente atividades de lazer incomuns.

Revisão - 4. Lidando com o dia a dia

Enfrentar o dia a dia com TDAH requer uma abordagem individual e flexível. O primeiro passo é tomar consciência dos seus próprios desafios e aceitá-los, em vez de lutar contra eles. Aceite que organização, gerenciamento de tempo e foco podem ser mais difíceis para você do que para os outros. Isso não é uma falha pessoal, mas uma consequência das particularidades neurobiológicas do TDAH. A partir dessa aceitação, você pode desenvolver estratégias que o ajudem a tornar seu cotidiano mais eficaz.

Um aspecto central é a estruturação. Crie rotinas fixas e utilize ajudas visuais como calendários, listas de tarefas e rótulos. Divida grandes tarefas em etapas menores e mais gerenciáveis e planeje pausas regulares. Essa estruturação pode parecer trabalhosa no início, mas a longo prazo, ajudará a evitar sobrecarga e a utilizar sua energia de forma mais eficaz. Experimente diferentes métodos de organização e descubra qual se adapta melhor a você. Lembre-se de que não existe uma solução universal e que você precisará ajustar seu sistema de acordo com suas necessidades.

A interação social também desempenha um papel importante na gestão do dia a dia. A comunicação aberta com seu parceiro, sua família e seus amigos sobre seu TDAH e os desafios associados pode levar a mais compreensão e apoio. Não hesite em articular suas necessidades e pedir ajuda. Ao mesmo tempo, é importante se esforçar ativamente para manter contatos sociais positivos. Envolva-se em hobbies que você goste e onde possa encontrar pessoas com interesses semelhantes. A integração social fortalece sua autoestima e pode ajudá-lo a lidar melhor com os desafios do TDAH.

Desafios e retrocessos são inevitáveis. Especialmente em períodos estressantes ou após fracassos, tendemos a nos desviar de nossas rotinas e a cair em antigos padrões de comportamento. Seja gentil consigo mesmo e veja os retrocessos como oportunidades de aprendizado. Reflita regularmente sobre sua abordagem, identifique dificuldades e ajuste suas estratégias conforme necessário. Busque apoio de profissionais, grupos de autoajuda ou na troca com outros afetados. O caminho para uma gestão bem-sucedida do dia a dia com TDAH é um processo contínuo que requer paciência, perseverança e autorreflexão. Mas com as estratégias certas e o apoio necessário, você pode dominar seu cotidiano e melhorar significativamente sua qualidade de vida. Concentre-se em suas forças, celebre seus sucessos e acredite em si mesmo – você é mais forte do que pensa!

5. Autogestão

Você conhece a sensação de ser atropelado pelos próprios pensamentos e tarefas? Pessoas com TDAH enfrentam diariamente o desafio de estruturar seu mundo interno e externo. A chave para lidar com o TDAH de forma bem-sucedida está no desenvolvimento de estratégias e rotinas pessoais. Isso não se resume apenas a listas de tarefas e cronogramas, mas a uma compreensão profunda do próprio funcionamento. Neste capítulo, você descobrirá métodos testados na prática que tornarão seu dia a dia visivelmente mais fácil.

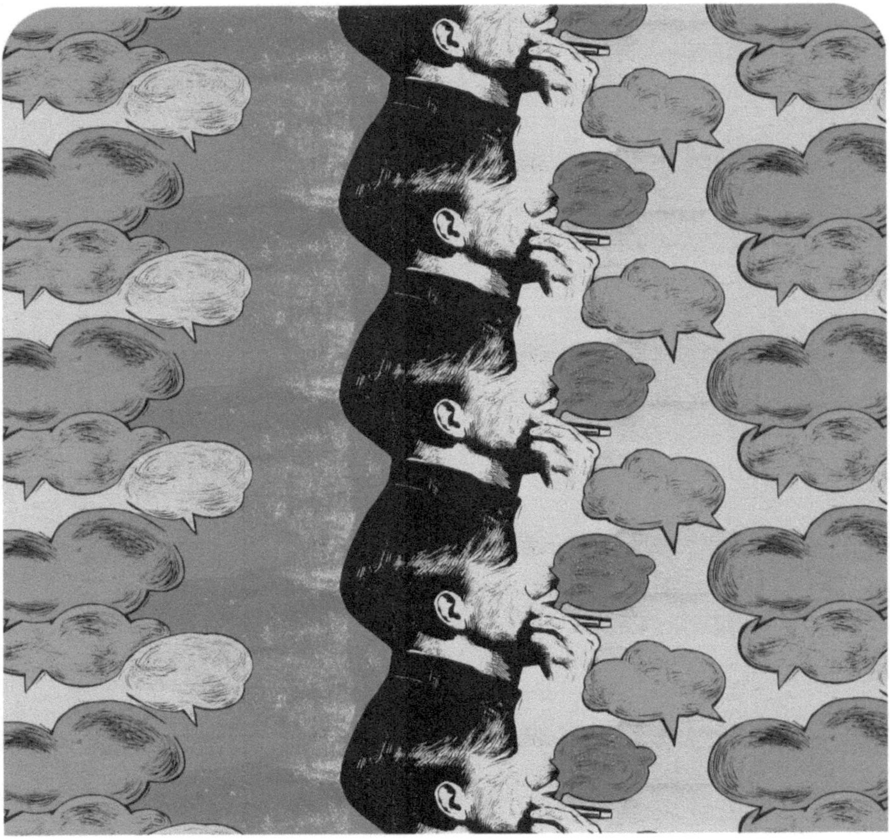

5. 1 Métodos de organização

A organização é frequentemente um desafio central no cotidiano e na profissão para adultos com TDAH. Compromissos esquecidos, tarefas deixadas de lado e uma gestão de tempo ineficiente levam ao estresse e prejudicam a capacidade de desempenho. Este capítulo oferece métodos práticos para estruturar seu dia a dia, desde o planejamento de compromissos e definição de prioridades até a organização de materiais de trabalho. Descubra estratégias que o ajudarão a alcançar seus objetivos de forma eficaz e a utilizar seus recursos de maneira otimizada.

Para uma autogestão eficaz no TDAH, é crucial a manutenção e atualização regular de sistemas de organização, como calendários e listas de tarefas, uma vez que o conhecimento por si só não é suficiente, mas a prática repetida das habilidades aprendidas leva a comportamentos automatizados e adaptativos.

Planejamento de Compromissos

O planejamento de compromissos é frequentemente um desafio para adultos com TDAH. Dificuldades na organização temporal manifestam-se em prokrastination e compromissos perdidos [s85]. Um sistema funcional de calendário e listas de tarefas forma a base para uma auto-organização eficaz [s86]. Calendários e listas de tarefas ajudam a manter o controle sobre compromissos, cronogramas e tarefas. Esses sistemas devem ser atualizados pelo menos uma vez ao dia [s86]. Comparável a um mecanismo de relógio que precisa ser regularmente ajustado para funcionar corretamente, esses sistemas também requerem manutenção constante. Intervenções para melhorar as habilidades organizacionais transmitem estratégias para a gestão eficaz do tempo e dos materiais [s85]. Os pacientes aprendem a lidar com calendários, a criar listas de afazeres e a monitorar o progresso [s87]. Essas intervenções resultam em melhorias na organização de materiais, na gestão do tempo e no planejamento [s85]. Além disso, a organização da rotina diária, como uma rotina matinal estruturada, pode ajudar a liberar tempo e energia mental para o restante do dia [s88]. Ao realizar tarefas cotidianas pela manhã – como preparar refeições ou arrumar a bolsa – reduz-se o esforço cognitivo ao longo do dia. A terapia meta-cognitiva também oferece estratégias para auto-organização, combinando elementos cognitivos e comportamentais [s89]. Nela, habilidades compensatórias são introduzidas e repetidas para abordar os sintomas centrais do TDAH [s90]. A mera transmissão de conhecimento (psicoeducação) não é suficiente [s90]. A prática repetida das habilidades aprendidas é crucial para automatizar comportamentos adaptativos e melhorar o desempenho [s90]. Ao combinar diferentes abordagens – desde o uso de calendários e listas de afazeres até rotinas matinais estruturadas e estratégias meta-cognitivas – adultos com TDAH podem otimizar seu planejamento de compromissos e, assim, contribuir para a redução dos sintomas do TDAH [s85]. A

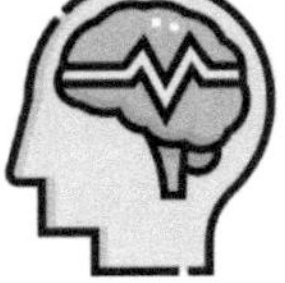

revisão constante da lista de tarefas minimiza o estresse causado por tarefas esquecidas e maximiza o controle sobre o próprio tempo [s86].

Bom saber

Comportamentos Adaptativos

Comportamentos adaptativos no contexto do TDAH e métodos de organização referem-se a estratégias e habilidades aprendidas que permitem aos afetados lidar melhor com seus desafios diários. Isso inclui, por exemplo, o cumprimento de compromissos, a estruturação de tarefas e o uso eficaz de ferramentas de organização.

Terapia Meta-Cognitiva

A terapia meta-cognitiva pode ajudar adultos com TDAH a melhorar suas habilidades organizacionais, transmitindo estratégias de autorregulação e autocontrole. Ao combinar elementos cognitivos e comportamentais, os afetados são apoiados a refletir e mudar seus pensamentos, sentimentos e comportamentos relacionados à organização.

Eficácia de Agendamento ao Longo do Tempo

Ilustra o impacto dos métodos organizacionais na conclusão de tarefas ao longo do tempo para adultos com TDAH.

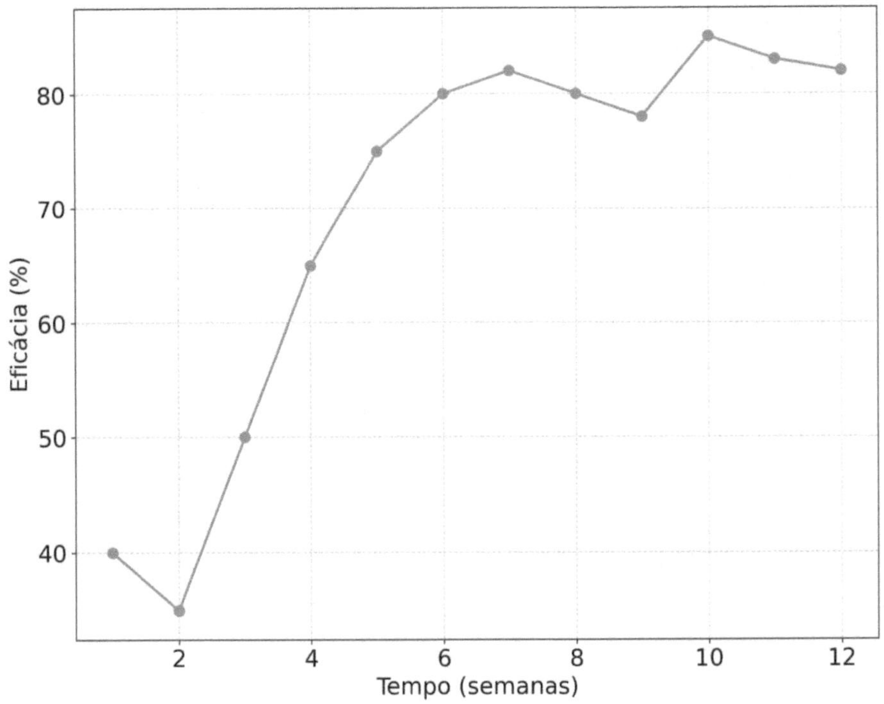

A queda inicial na eficácia representa a luta típica com a adaptação a novos métodos. O aumento subsequente demonstra a melhoria da gestão do tempo e da conclusão de tarefas à medida que o indivíduo se torna mais confortável e proficiente com as estratégias. O platô sugere que um nível estável de eficácia foi alcançado, destacando os benefícios a longo prazo de métodos organizacionais consistentes. Possíveis flutuações posteriores podem indicar estressores externos ou a necessidade de ajustes nas estratégias escolhidas.

Definições de Prioridade

A definição de prioridades ajuda a direcionar o foco para as tarefas mais importantes, otimizando assim o tempo e a energia disponíveis. Critérios objetivos são essenciais para estabelecer prioridades de forma compreensível e transparente [s91]. Em vez de se deixar guiar pela aparente urgência, as tarefas devem ser avaliadas de acordo com sua real importância para os objetivos pessoais. Restrições de tempo e recursos também desempenham um papel importante na escolha do método de priorização adequado [s91]. Assim, um método complexo com várias etapas de avaliação pode ser inadequado para projetos de curto prazo e de fácil gerenciamento, enquanto pode ser útil para planejamentos estratégicos de longo prazo. A avaliação dos impactos dos processos de priorização permite melhorar continuamente os métodos aplicados e adaptá-los às necessidades individuais [s91]. Uma revisão regular das prioridades estabelecidas – por exemplo, semanal ou mensalmente – garante que elas continuem a corresponder aos objetivos atuais e possam ser ajustadas, se necessário. A inclusão de diferentes perspectivas pode enriquecer a tomada de decisões e aumentar a aceitação das prioridades estabelecidas [s91]. Dentro de uma equipe, por exemplo, objetivos comuns podem ser definidos de forma mais transparente e a distribuição de tarefas otimizada.

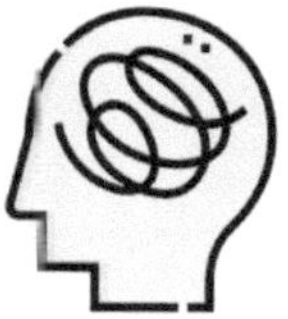

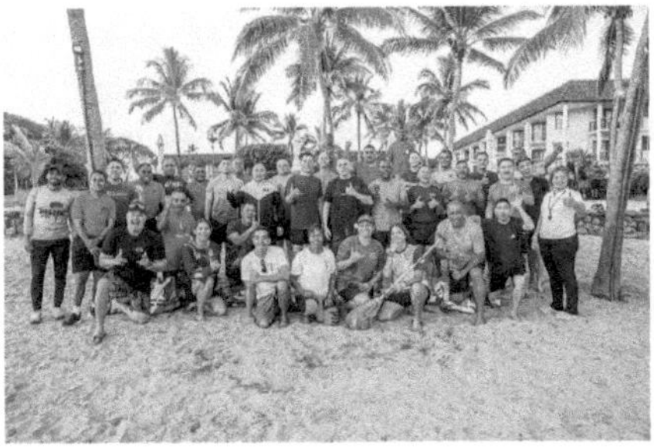

Equipe [i60]

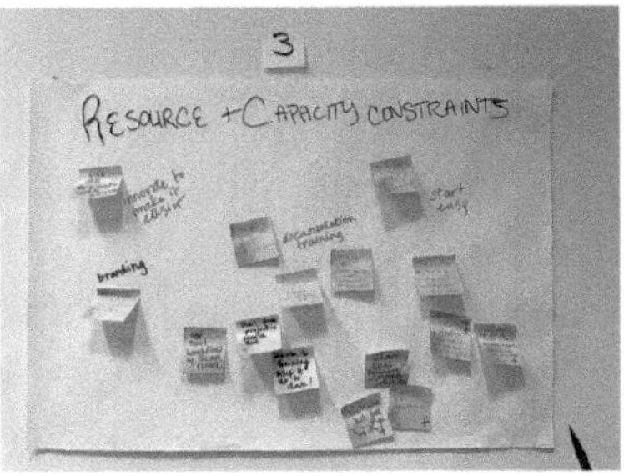

Limitações de recursos [i61]

Estratégias de Priorização de Tarefas

Eficácia de diferentes métodos de priorização de tarefas.

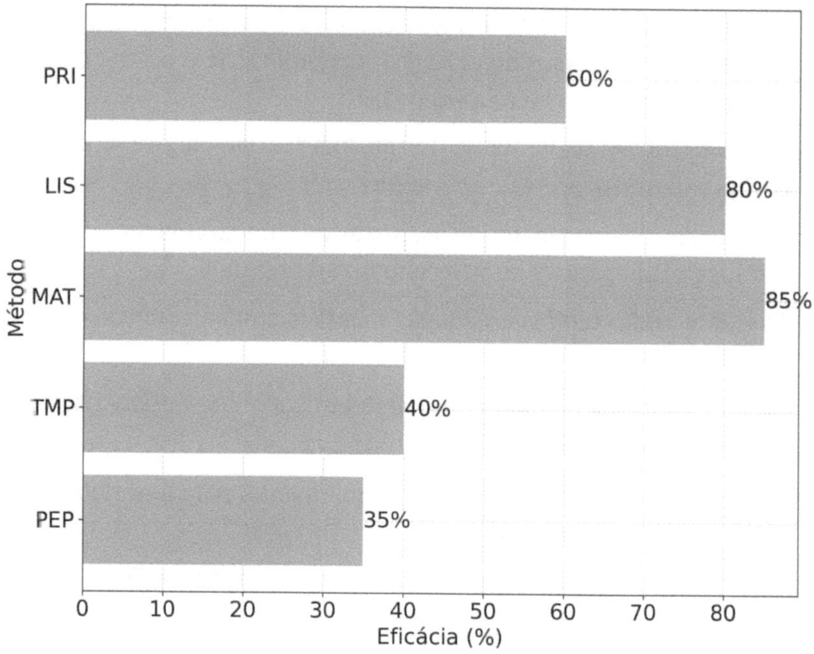

LIS: Listas de Tarefas Básicas

PEP: Princípio de Pareto

TMP: Timeboxing

MAT: Matriz Eisenhower

PRI: Primeiro a Entrar, Primeiro a Sair

O gráfico destaca a eficácia variável de diferentes métodos de priorização para adultos com TDAH. 'Matriz Eisenhower' e 'Timeboxing' demonstram maior eficácia, sugerindo sua utilidade no gerenciamento de tarefas e na redução da sobrecarga. Embora o 'Princípio de Pareto' seja moderadamente eficaz, métodos mais simples como 'Listas de Tarefas Básicas' e 'FIFO' mostram menor eficácia, potencialmente devido à falta de estrutura e flexibilidade necessárias para o gerenciamento do TDAH.

Conselhos concretos

- Use calendários de cores diferentes para diferentes áreas da vida, a fim de manter a visão geral.
- Atribua prioridades às suas tarefas, classificando-as em categorias segundo o princípio de Eisenhower (importante/urgente).
- Crie uma "Lista Se-Então" para tarefas recorrentes, a fim de automatizar processos de ação (por exemplo: "Se o cesto de roupa estiver cheio, então lavar a roupa").
- Utilize a função de lembrete do seu smartphone para se lembrar de compromissos e tarefas importantes.
- Mantenha todos os materiais necessários para tarefas recorrentes em um local fixo, para minimizar o tempo de busca.
- Divida grandes tarefas em etapas menores e mais gerenciáveis, para facilitar o início e aumentar a motivação.
- Visualize sua rotina diária com uma linha do tempo, para otimizar seu planejamento e avaliá-lo de forma realista.
- Integre tempos de folga em seu planejamento, para amortecer eventos inesperados e atrasos.
- Reflita regularmente sobre seus métodos de organização e ajuste-os às suas necessidades.
- Use um quadro branco ou um mural para representar visualmente suas tarefas e compromissos e acompanhar o progresso.
- Recompense-se após a conclusão de tarefas, para aumentar sua motivação e criar associações positivas com a organização.
- Troque experiências com outros sobre métodos de organização comprovados e deixe-se inspirar.

5. 2 Regulação emocional

A regulação emocional é uma parte central da autogestão, especialmente para adultos com TDAH. Dificuldades nessa área se manifestam em reações impulsivas, oscilações de humor intensas e problemas no manejo de emoções intensas. Isso frequentemente resulta em prejuízos nas interações sociais, no trabalho e na vida familiar. Esta seção destaca os desafios da regulação emocional no TDAH e seus impactos no cotidiano. Descubra como entender e controlar melhor suas emoções para alcançar mais estabilidade e bem-estar.

A regulação emocional é um processo dinâmico de emoções e mecanismos de controle cognitivo, que pode ser aprimorado por meio de prática e apoio, e tem efeitos positivos em várias áreas da vida.

Controle de Impulsos

O controle de impulsos descreve a capacidade de inibir ou adiar reações a estímulos. No caso do TDAH, essa habilidade é frequentemente prejudicada, manifestando-se em comportamentos diversos, incluindo dificuldades em suprimir expressões ou ações impulsivas. Isso pode levar a problemas em interações sociais, no trabalho e na família. [s92] Dificuldades com o controle de impulsos também podem afetar a regulação emocional, uma vez que emoções intensas frequentemente resultam em reações impulsivas. Por exemplo, a desregulação emocional durante a cessação do tabagismo pode levar a uma maior impulsividade e a uma diminuição da clareza emocional, aumentando a probabilidade de recaída. [s93] O treinamento de atenção plena (AT) oferece uma maneira de melhorar o controle de impulsos. Através da meditação focada, como a atenção à respiração, aprende-se a minimizar distrações e direcionar a atenção de forma intencional. [s94] A supervisão aberta, outra técnica do AT, treina a percepção das próprias emoções e pensamentos, sem avaliá-los. Isso permite reconhecer reações automáticas e impulsivas e escolher alternativas de ação. Em vez de, por exemplo, expressar um comentário impensado em um momento de raiva, pode-se aprender, através do AT, a pausar, reconhecer a raiva e, em seguida, formular uma resposta ponderada. Assim, o fortalecimento do controle de impulsos através do AT também apoia a regulação emocional e melhora o bem-estar geral. [s94] [s95] O AT promove a capacidade de considerar estados emocionais como temporários, reduzindo assim a tendência de reagir impulsivamente a eles. [s95] O controle de impulsos melhorado pelo AT pode ter um impacto positivo em várias áreas da vida, desde relacionamentos interpessoais até o sucesso profissional. O controle de impulsos está intimamente ligado à função do córtex pré-frontal (PFC). [s96] Esta área do cérebro é responsável pela inibição de comportamentos inadequados. Uma função prejudicada do PFC, como ocorre no TDAH, pode levar à impulsividade e hiperatividade. Em particular, a região inferior direita do PFC desempenha um papel importante na inibição do comportamento, enquanto a região ventromedial é responsável pela regulação emocional. Uma fraqueza nessas áreas pode favorecer a desregulação emocional e ações impulsivas. [s96] Neurotransmissores como norepinefrina e dopamina influenciam a função do PFC. Um equilíbrio ótimo desses neurotransmissores é essencial para um controle de impulsos adequado. Tanto a falta quanto o excesso podem prejudicar o controle de impulsos. [s96] Medicamentos que modulam a transmissão de sinais desses neurotransmissores no PFC podem melhorar o controle de impulsos e outros sintomas do TDAH. [s96] A conexão estreita entre controle de impulsos, regulação emocional e a função do PFC destaca a complexidade do TDAH e a necessidade de uma abordagem de tratamento multimodal. A desregulação emocional é comum no TDAH e pode se manifestar em explosões emocionais excessivas, mudanças rápidas de humor e uma focalização inadequada em estímulos emocionais. [s92] Essas dificuldades podem levar a prejuízos em relacionamentos sociais, na vida familiar e no trabalho. [s92] Embora tratamentos para o TDAH também possam melhorar a desregulação emocional, um tratamento direcionado para esses sintomas é frequentemente necessário. [s92] O TDAH e o transtorno de personalidade borderline (TPB) apresentam alta comorbidade, e a impulsividade é uma das dimensões com maior sobreposição entre os dois transtornos. [s97] Adultos com TDAH e TPB apresentam valores mais altos de Impulsividade Traço em comparação com grupos de controle saudáveis. [s97] A desregulação emocional, uma característica central do TPB, também ocorre frequentemente no TDAH e se manifesta de maneira semelhante, incluindo maior instabilidade e intensidade de emoções negativas. [s97] A Desregulação Emocional Traço é mais alta no TPB e no TDAH+TPB do que no TDAH isoladamente. [s97] Isso sugere que a impulsividade e a desregulação emocional no TPB estão intimamente relacionadas. [s97] As bases neuropsicológicas dos déficits de regulação emocional no TDAH e no

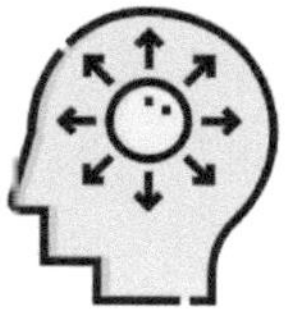

TPB ainda são amplamente inexploradas, com a "Hipótese da Afetividade" ganhando importância crescente. [s97] Problemas interpessoais, que ocorrem frequentemente tanto no TPB quanto no TDAH, estão relacionados à desregulação emocional e à impulsividade. [s97]

Bom saber

Treinamento de Atenção Plena

O treinamento de atenção plena pode ajudar adultos com TDAH a focar sua atenção e controlar suas reações emocionais, aprendendo a observar seus sentimentos sem julgamento.

Desregulação Emocional Traço

A Desregulação Emocional Traço refere-se a uma suscetibilidade duradoura a emoções intensas e de difícil controle. Esta é aumentada tanto no TDAH quanto no TPB e pode levar a comportamentos impulsivos.

Hipótese da Afetividade

A Hipótese da Afetividade postula que dificuldades na regulação emocional são a base para muitos problemas no TDAH e no TPB, incluindo impulsividade e conflitos interpessoais.

Impulsividade Traço

Impulsividade Traço descreve uma tendência duradoura a comportamentos impulsivos. Adultos com TDAH e/ou TPB frequentemente apresentam valores mais altos de Impulsividade Traço, o que pode levar a dificuldades em várias áreas da vida.

Córtex Pré-Frontal

O córtex pré-frontal desempenha um papel crucial no controle de impulsos e na regulação emocional. Em adultos com TDAH, uma função alterada dessa área do cérebro pode levar a dificuldades no controle de impulsos e emoções.

Controle de Impulsos e Regulação Emocional em Adultos com TDAH

Frequência e intensidade dos impulsos vs. nível de controle.

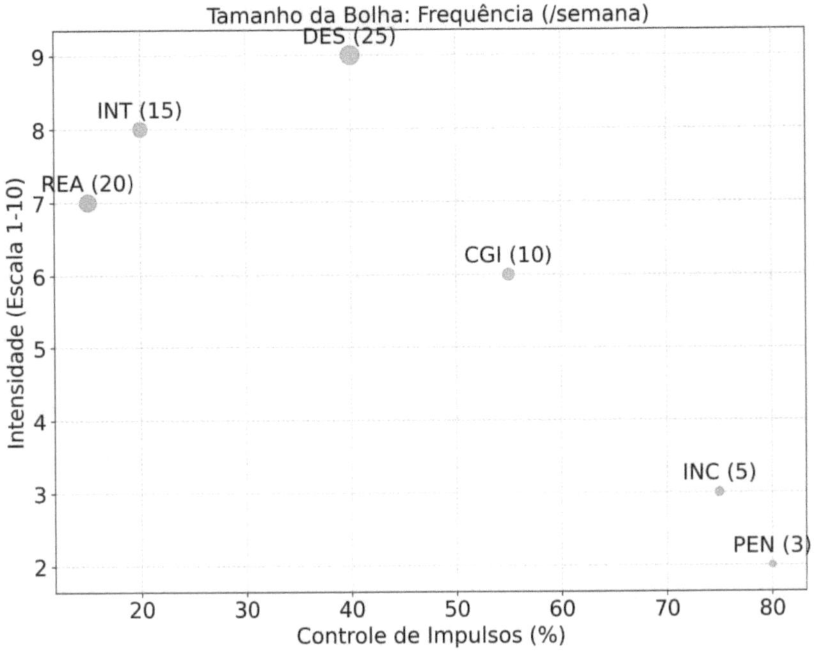

Blasengröße: Frequência (/semana)

CGI: Compras Impulsivas

DES: Descontrole Emocional

INC: Inquietação

INT: Interrupção

PEN: Pensamentos Acelerados

REA: Reação Exagerada

Este gráfico visualiza a interação entre a frequência, intensidade e controle dos impulsos. Bolhas maiores representam impulsos mais frequentes. Uma posição mais alta no eixo y indica maior intensidade. O eixo x reflete o nível de controle, com valores mais altos sugerindo melhor controle. Aglomerados de bolhas em áreas específicas destacam padrões comuns, como impulsos frequentes e intensos com baixo controle ou impulsos mais leves e menos frequentes com maior controle. A distribuição das bolhas pode oferecer insights sobre os desafios e sucessos no gerenciamento da impulsividade e da regulação emocional em adultos com TDAH.

Gestão do Humor

A gestão do humor representa uma tarefa importante para adultos com TDAH. Além das estratégias conhecidas, como achtsamkeitstraining, a prática regular de atividades físicas oferece um ponto adicional para controlar reações emocionais e fortalecer a capacidade geral de regulação emocional [s98]. O esporte e o movimento promovem o desenvolvimento de habilidades de autorregulação, que, por sua vez, formam a base para um manejo mais estável das emoções [s98]. Através do aprimoramento do controle cognitivo e da flexibilidade, alcançados por meio de treinamento regular, as reações emocionais podem ser melhor classificadas e, se necessário, modificadas [s98]. Por exemplo, a corrida regular pode não apenas aumentar a aptidão física, mas também melhorar a resiliência emocional no dia a dia. Outro aspecto importante da gestão do humor no TDAH se revela em relação ao consumo de substâncias. Estudos demonstram que pessoas com transtornos por uso de substâncias enfrentam dificuldades significativamente maiores na regulação emocional em comparação com indivíduos sem abuso de substâncias [s99]. Elas tendem a suprimir emoções em vez de processá-las e reavaliá-las [s99]. A promoção direcionada de estratégias adequadas para a regulação emocional pode, portanto, melhorar as perspectivas de sucesso em terapias de dependência [s99]. Isso ressalta a importância de uma abordagem terapêutica abrangente que considere tanto o transtorno de dependência quanto as dificuldades subjacentes no manejo das emoções.

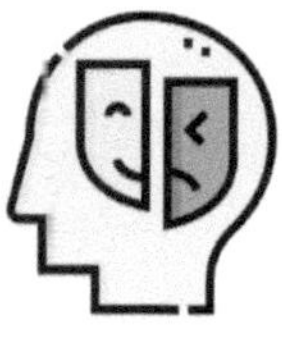

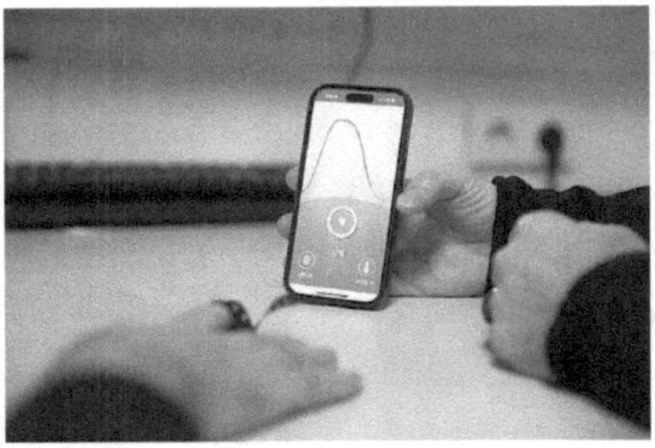

Controle Cognitivo [i62]

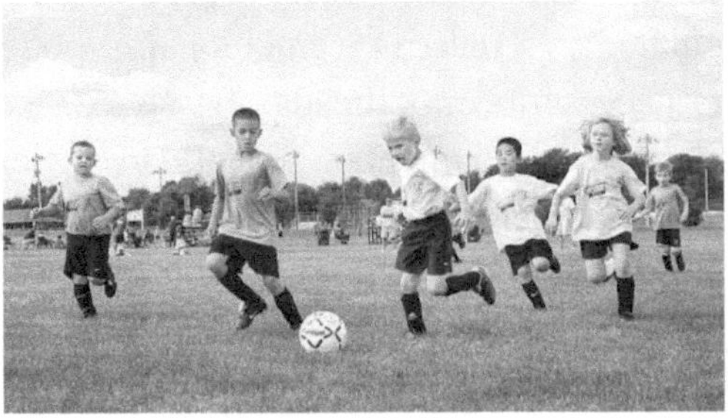

Exercício físico [i63]

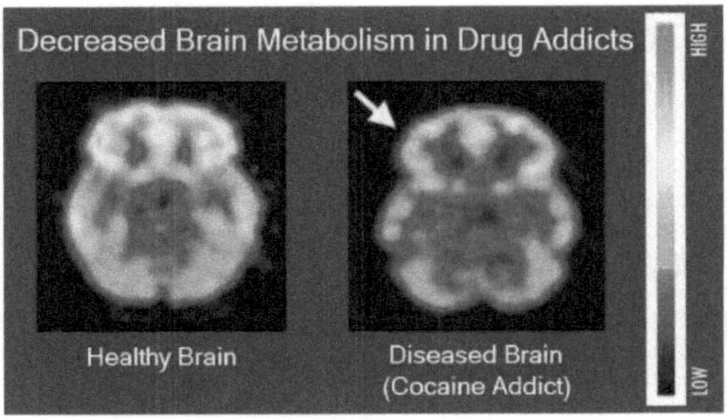

Transtornos Aditivos [i64]

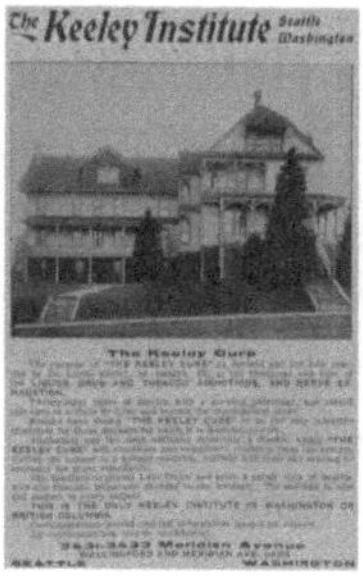

Terapia da dependência [i65]

Bom saber

Abuso de Substâncias

O abuso de substâncias descreve o consumo excessivo e prejudicial de substâncias que podem causar dependência. No TDAH, o abuso de substâncias pode servir como uma tentativa de automedicação para a regulação emocional, mas agrava os problemas subjacentes.

Controle Cognitivo

O controle cognitivo descreve a capacidade de direcionar pensamentos, atenção e ações de forma intencional. Em adultos com TDAH, um controle cognitivo limitado pode levar a dificuldades na regulação emocional, pois se torna mais difícil suprimir reações impulsivas a estímulos emocionais.

Transtornos por Uso de Substâncias

Os transtornos por uso de substâncias ocorrem com mais frequência em adultos com TDAH do que na população geral. O consumo de substâncias pode oferecer uma aparente regulação emocional a curto prazo, mas a longo prazo pode intensificar as dificuldades no manejo das emoções e levar à dependência.

Flutuações de Humor ao Longo do Dia

Exemplo ilustrativo das variações de humor em adultos com TDAH ao longo de um dia típico.

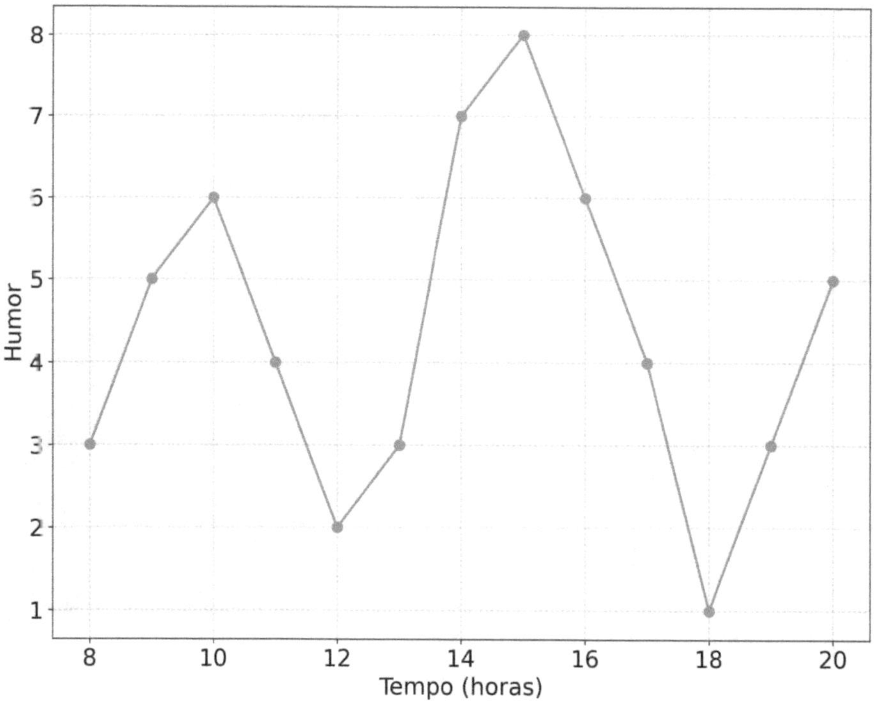

Este gráfico descreve a natureza flutuante do humor frequentemente experimentado em TDAH. Os picos representam períodos de alta energia ou excitação, enquanto as quedas indicam baixo humor, possivelmente acompanhado de fadiga ou irritabilidade. As mudanças rápidas destacam os desafios na regulação emocional e o impacto na vida diária.

Auto-acalmar

Auto-acalmar, a capacidade de reduzir a excitação emocional e retornar a um estado equilibrado, é de particular relevância para adultos com TDAH. Além dos métodos já mencionados, como esportes e achtsamkeitstraining, a musicoterapia oferece possibilidades promissoras [s100]. A musicoterapia ativa, onde os participantes tocam música, pode melhorar a conexão entre os hemisférios cerebrais e, assim, promover a autoconsciência e as competências sociais [s100]. Tocar música em grupo, por exemplo, pode fortalecer a empatia e abrir novas formas de comunicação não verbal. A musicoterapia passiva, que envolve ouvir peças musicais selecionadas, pode ter um efeito positivo na atenção e no comportamento [s100]. Nesse contexto, a música não serve primariamente como distração, mas como uma modulação direcionada dos estados emocionais e cognitivos [s100]. Em particular, elementos rítmicos na música parecem melhorar a percepção e o controle do próprio tempo, o que pode, por sua vez, ter um efeito benéfico na autorregulação [s100]. Assim, ouvir música com um ritmo claro e regular pode ajudar a reduzir a inquietação interna e alcançar um estado de equilíbrio emocional. A integração da musicoterapia em um plano de tratamento multimodalen pode expandir

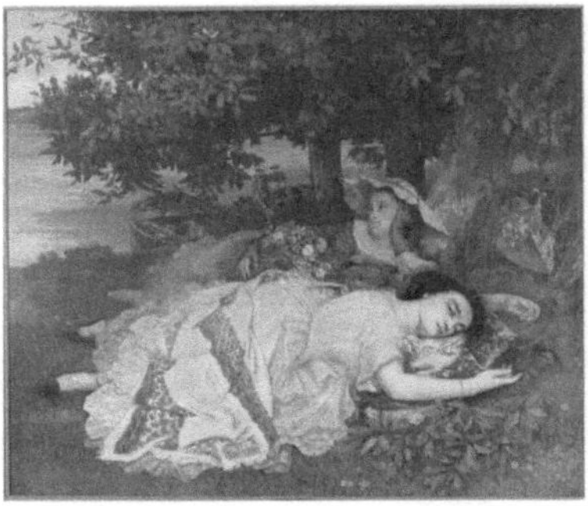

Técnicas de relaxamento [i66]

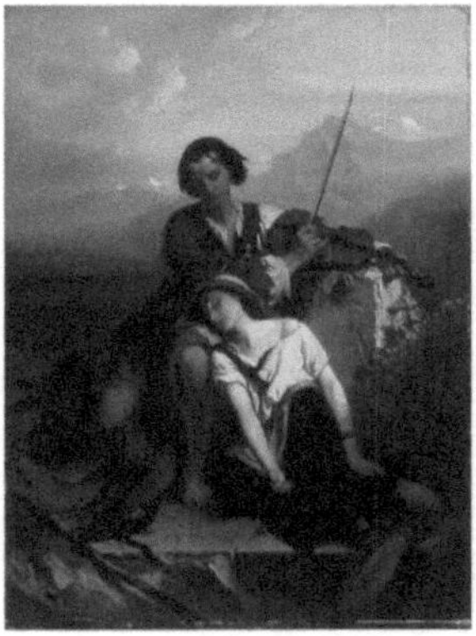

Musicoterapia [i67]

as habilidades de auto-acalmar de adultos com TDAH e, assim, contribuir para uma melhor regulação emocional no dia a dia [s100]. Além disso, a autorregulação emocional é um processo dinâmico, que é controlado pela interação entre emoções e mecanismos de controle cognitivo [s101]. Este processo envolve várias habilidades organizadas hierarquicamente, desde a percepção das próprias

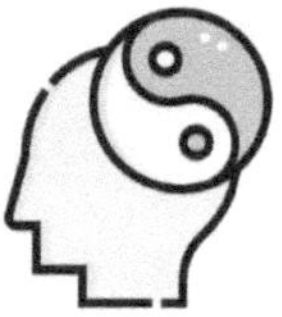

emoções até estratégias cognitivas e comportamentais [s101]. O desenvolvimento dessas habilidades requer engajamento ativo e apoio de pessoas empáticas que podem atuar como mentores [s101]. Por meio de modelos, orientações verbais e dramatizações, novas habilidades podem ser aprendidas e aplicadas em situações emocionalmente desafiadoras [s101]. Por exemplo, praticar técnicas de relaxamento em um ambiente protegido pode criar a base para lidar com o estresse no dia a dia. A capacidade de regular emoções não apenas afeta o comportamento, mas também pode influenciar mecanismos fisiológicos relacionados à ingestão de alimentos e à sensação de saciedade [s102]. Crianças com dificuldades na regulação emocional têm um risco aumentado de desenvolver sobrepeso [s102]. Isso sublinha a importância de promover precocemente a autorregulação emocional, que também pode ter efeitos positivos em várias áreas da vida na idade adulta [s102] [s101].

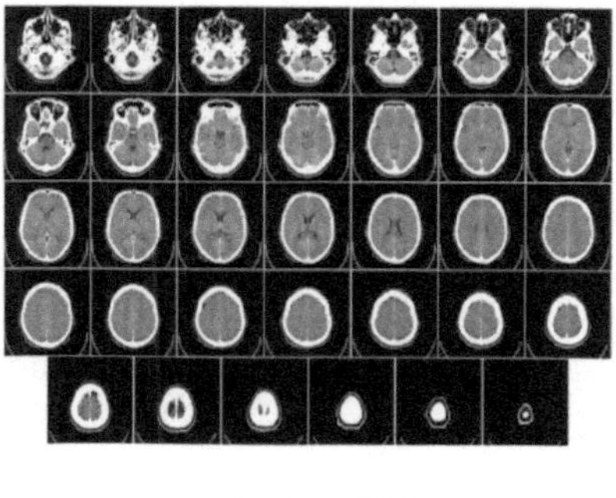

cérebro [i68]

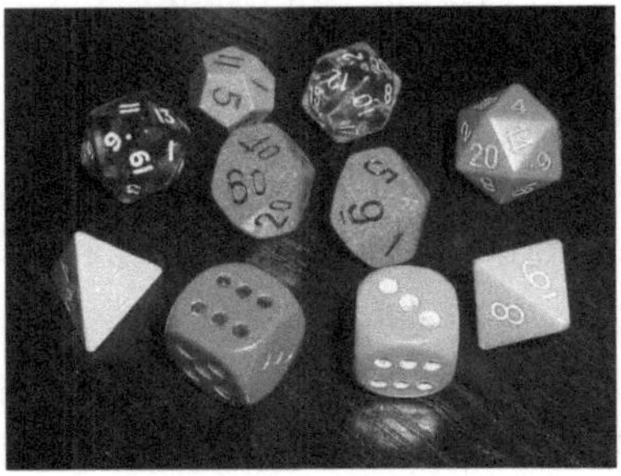

Jogo de RPG [i69]

Bom saber

Auto-acalmar

No TDAH na idade adulta, auto-acalmar é importante para controlar emoções intensas e alcançar estabilidade emocional. Isso ajuda a lidar com os desafios diários e situações de estresse que podem surgir devido ao TDAH.

Cognitivo

Processos cognitivos, como pensamentos e avaliações, desempenham um papel importante na regulação emocional. No TDAH na idade adulta, padrões de pensamento negativos e dificuldades na resolução de problemas podem dificultar ainda mais a regulação emocional.

Musicoterapia

A musicoterapia pode ajudar na regulação emocional em adultos com TDAH, melhorando a autoconsciência e oferecendo alternativas para a expressão emocional. Tanto tocar música ativamente quanto ouvir música passivamente pode acalmar e influenciar positivamente os estados emocionais.

Eficácia das Técnicas de Autoacalmia

Comparação de métodos de autoacalmia para adultos com TDAH

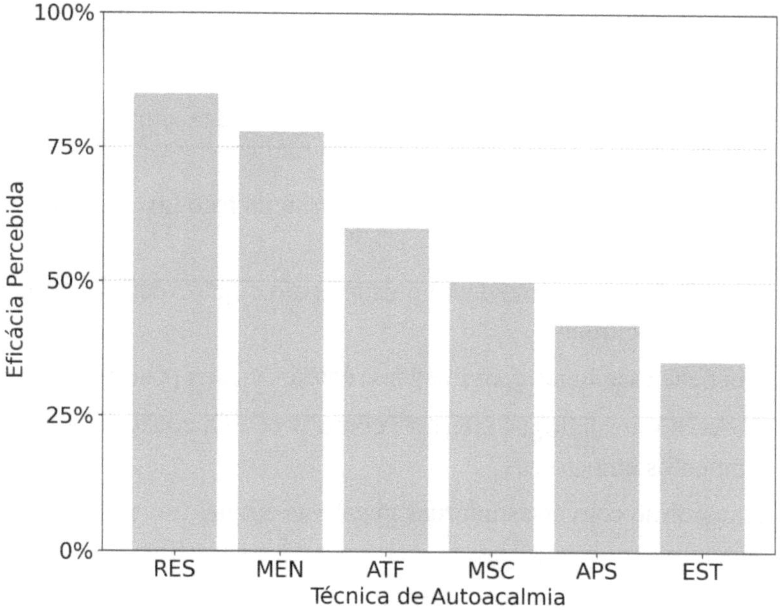

APS Autofala Positiva

ATF: Atividade Física

EST: Estimulação Sensorial

MEN: Mentalização

MSC: Música/Sons

RES: Respiração Profunda

Este gráfico ilustra a eficácia percebida de várias técnicas de autoacalmia para gerir a desregulação emocional relacionada com o TDAH. Os exercícios de respiração profunda e mentalização demonstram a maior eficácia relatada, sugerindo o seu potencial como ferramentas valiosas. Embora a atividade física também se mostre promissora, técnicas como a autofala positiva e a estimulação sensorial parecem ter menos impacto para os indivíduos amostrados. Isto realça a importância de abordagens personalizadas para a autoacalmia, uma vez que as respostas individuais podem variar.

Conselhos concretos

- Imagine suas emoções como ondas que vêm e vão.
- Respire conscientemente nas ondas, em vez de lutar contra elas.
- Encontre um ponto de ancoragem no espaço, que você associe à calma e à serenidade.
- Direcione sua atenção repetidamente para esse ancla quando sentir turbulências emocionais.
- Desenvolva um "kit de emergência" pessoal para situações emocionais excepcionais.
- Inclua nele o que te ajuda a se acalmar: uma foto favorita, um perfume, uma pedra.
- Crie um "lugar interno de bem-estar" para o qual você possa se retirar mentalmente.
- Preencha esse lugar com imagens, cheiros e sons positivos.
- Observe seus diálogos internos: como você fala consigo mesmo em momentos emocionais?
- Transforme conversas internas negativas em mensagens positivas e de apoio.
- Pratique expressar suas emoções de forma criativa: escreva, pinte ou faça música.
- Explore a natureza como fonte de tranquilidade: uma caminhada na floresta pode fazer maravilhas.
- Encontre seu "botão de reset" pessoal: uma atividade que te ajude a regular suas emoções.

5. 3 Desenvolvimento pessoal

O desenvolvimento pessoal no âmbito da autogestão em TDAH significa entender e utilizar as próprias forças e fraquezas no contexto do diagnóstico. Você aprende a lidar com os desafios diários e profissionais decorrentes do TDAH, sem se julgar. Isso inclui a aceitação do diagnóstico, a percepção consciente dos próprios recursos e o desenvolvimento de estratégias individuais. O TDAH traz, além de dificuldades, potenciais não utilizados. A autogestão ajuda a ativar esses potenciais e a utilizá-los para uma vida mais plena. Ela possibilita estabelecer metas mais realistas e canalizar a própria energia de forma eficaz. Descubra a seguir como você pode otimizar sua autogestão por meio de um desenvolvimento pessoal direcionado e aumentar sua qualidade de vida de forma sustentável.

A aceitação de si mesmo é a base para uma vida autêntica e plena com TDAH.

Autoaceitação

A autoaceitação no contexto do TDAH em adultos significa reconhecer e afirmar as próprias forças e fraquezas, incluindo os sintomas relacionados ao TDAH. Não se trata de ignorar as dificuldades, mas de aceitá-las como parte do eu, sem se julgar por isso. Esse processo pode ser positivamente influenciado pelo diagnóstico em si. O diagnóstico oferece uma explicação para comportamentos e dificuldades até então inexplicáveis, o que pode levar a uma autoimagem melhorada. Compreende-se melhor a si mesmo e pode-se classificar as próprias reações e padrões de comportamento no contexto do TDAH. Isso pode resultar em um alívio perceptível, comparável a encontrar uma peça de quebra-cabeça que completa a imagem geral. O diagnóstico também pode reduzir sentimentos de culpa e vergonha, que muitas vezes acompanham as dificuldades do dia a dia. Em vez de se julgar por suas inadequações, pode-se entendê-las como um sintoma de uma particularidade neurológica. Especialmente as mulheres relatam uma mudança positiva em sua autoestima após o diagnóstico. A percepção de que os próprios desafios se devem ao TDAH permite que se tratem com mais compaixão e se vejam de forma menos crítica. A autoaceitação também envolve perceber e valorizar as próprias forças, que muitas vezes ficam à sombra dos sintomas do TDAH. O TDAH frequentemente está associado à criatividade, espontaneidade e a um alto nível de energia. Essas características podem, quando utilizadas e canalizadas conscientemente, representar recursos valiosos na vida profissional e pessoal. Um passo importante para a autoaceitação é se envolver ativamente com o próprio TDAH, informando-se sobre o transtorno e desenvolvendo estratégias para gerenciar os sintomas. Isso não significa mudar-se para atender às expectativas dos outros, mas reconhecer as próprias necessidades e encontrar maneiras de lidar com as dificuldades relacionadas ao TDAH, a fim de poder desenvolver plenamente o

próprio potencial. A autoaceitação é um processo contínuo que requer tempo e paciência. Ela forma a base para uma vida autêntica e plena com TDAH. Uma abordagem construtiva em relação ao diagnóstico pode promover a autoaceitação e abrir caminho para uma autoimagem positiva. A nova clareza sobre as próprias forças e fraquezas permite estabelecer metas realistas e utilizar os próprios recursos de forma eficaz.

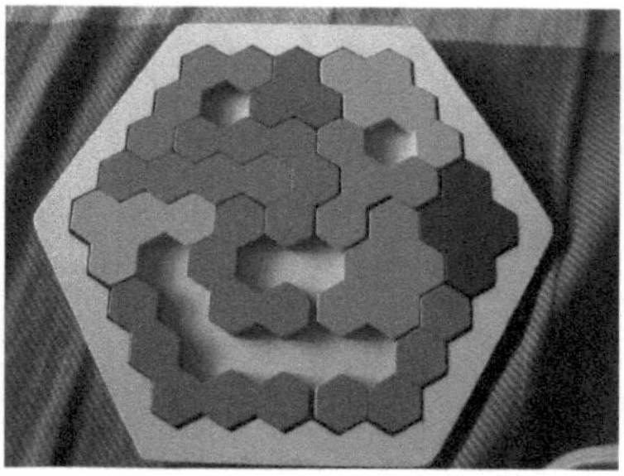

Quebra-cabeça [i70]

Bom saber

Autenticidade

A autenticidade no contexto do TDAH significa permanecer fiel a si mesmo e viver as próprias necessidades e valores, sem se deixar moldar pelas expectativas dos outros. A autoaceitação é a base para uma vida autêntica com TDAH.

Autoaceitação

A autoaceitação no TDAH significa reconhecer as próprias forças e fraquezas, incluindo os desafios relacionados ao TDAH. É a base para mudanças positivas e para a construção da autoestima, pois permite lidar consigo mesmo de forma mais gentil e compreensiva. A autoaceitação é essencial para uma vida plena com TDAH.

Autoestima

A autoestima é a avaliação subjetiva da própria personalidade e pode ser fortemente influenciada pelo TDAH. Uma autoestima positiva é importante para a saúde mental e pode ser fortalecida pela autoaceitação e pela abordagem construtiva do TDAH. Especialmente para mulheres com TDAH, o diagnóstico pode ter um impacto positivo na autoestima.

Autoaceitação em Adultos com TDAH

Distribuição das áreas de autoaceitação.

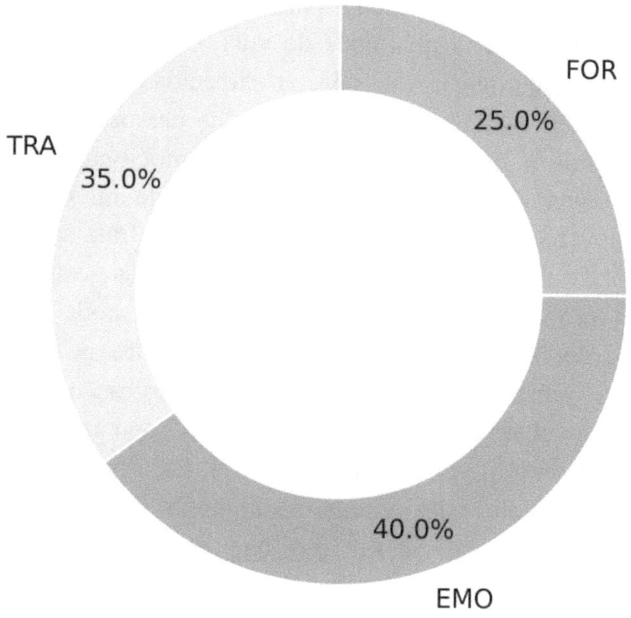

- EMO: Aceitação da Disregulação Emocional
- FOR: Aceitação dos Pontos Fortes
- TRA: Aceitação das Características do TDAH

Este gráfico destaca a interconexão das facetas da autoaceitação em adultos com TDAH. Embora a aceitação das características relacionadas ao TDAH seja crucial, não é o único foco. Uma parte significativa envolve a aceitação dos desafios da regulação emocional, destacando a necessidade de estratégias para gerenciar a intensidade emocional. Reconhecer e aceitar os pontos fortes pessoais sugere uma área de potencial resiliência. No geral, os dados enfatizam uma abordagem holística para a autoaceitação, abrangendo características específicas do TDAH, experiências emocionais e pontos fortes individuais.

Ativação de Recursos

A ativação de recursos na ADHD em adultos descreve a identificação, utilização e fortalecimento de habilidades e competências pessoais para lidar melhor com o cotidiano e aumentar a qualidade de vida. Um aspecto importante é a flexibilidade psicológica, ou seja, a capacidade de se adaptar a diferentes situações e a habilidade de mudar de perspectiva [s103]. Essa flexibilidade ajuda a lidar com as flutuações emocionais e energéticas típicas que podem ocorrer na ADHD. Em vez de insistir em rotinas rígidas que não funcionam em condições alteradas, trata-se de reagir de forma adequada à situação e desenvolver novas estratégias. Por exemplo, um problema inesperado em um projeto pode ser superado encontrando soluções criativas e ativando o talento de improvisação frequentemente presente, em vez de cair na frustração. Outro ponto importante é a chamada resiliência do ego, a capacidade de se recuperar rapidamente de contratempos [s103]. Essa habilidade pode ser fortalecida por meio de autogerenciamento direcionado, como exercícios de atenção plena ou técnicas de relaxamento. Pessoas afetadas pela ADHD frequentemente possuem um grande potencial de criatividade, espontaneidade e energia. A ativação de recursos também significa usar conscientemente essas características positivas para alcançar os próprios objetivos. Um gerenciamento de tempo estruturado que considere as necessidades individuais ajuda a estabelecer prioridades e a transitar entre diferentes áreas da vida [s103]. Assim, a energia disponível pode ser utilizada de forma eficaz e a sobrecarga pode ser evitada. Através da percepção consciente e do uso direcionado das próprias forças, não apenas o manejo dos sintomas da ADHD é facilitado, mas também a autoconfiança e a autoeficácia são fortalecidas.

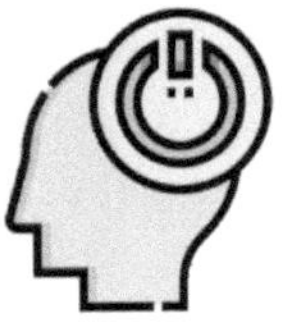

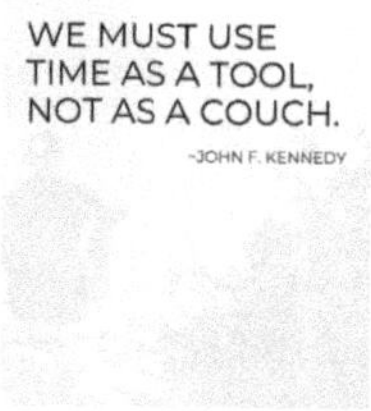

Gestão do tempo [i71]

Bom saber

Flexibilidade Psicológica

No contexto da ADHD em adultos, a flexibilidade psicológica descreve a capacidade de adaptar comportamentos e formas de pensar às demandas em mudança, para enfrentar melhor os desafios do cotidiano e aumentar o bem-estar emocional. Ela ajuda a controlar reações impulsivas e a tomar decisões adequadas à situação.

Gerenciamento de Tempo

Um gerenciamento de tempo estruturado é especialmente importante para adultos com ADHD, a fim de organizar o cotidiano, estabelecer prioridades e realizar tarefas de forma eficaz. O uso de técnicas de gerenciamento de tempo pode ajudar a cumprir prazos, concluir projetos com sucesso e evitar sobrecarga, contribuindo para um aumento da autoeficácia e da autoestima.

Técnicas de Relaxamento

Técnicas de relaxamento, como relaxamento muscular progressivo, treinamento autógeno ou meditação, podem ajudar adultos com ADHD a reduzir o estresse e a inquietação interna, melhorar a concentração e promover o sono. Elas oferecem a oportunidade de combater o turbilhão de pensamentos internos e recarregar as energias.

Ativação de Recursos para Adultos com TDAH

Utilidade relativa dos recursos

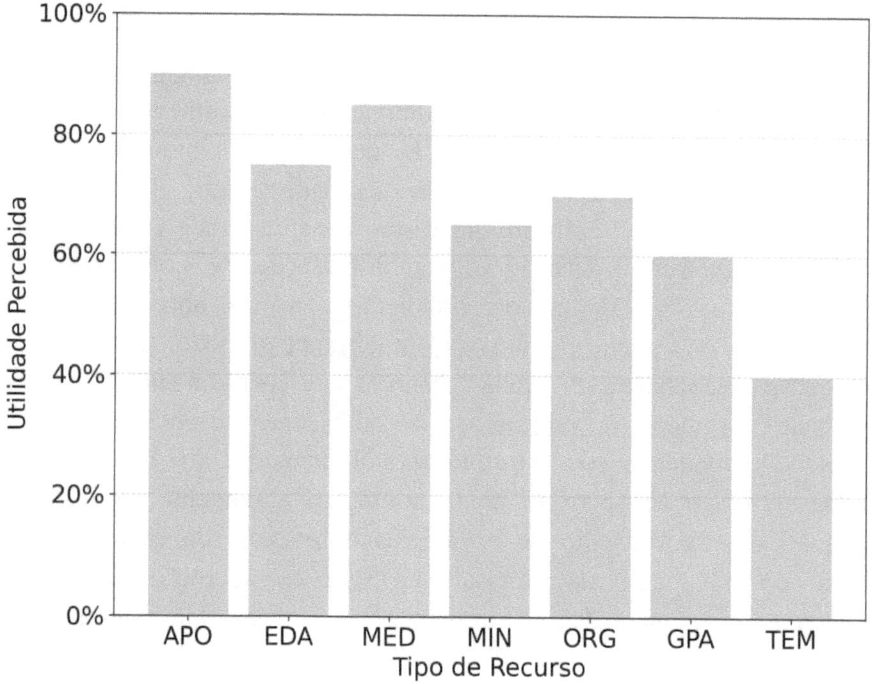

APO: Apoio/Coaching

EDA: Educação sobre TDAH

GPA: Grupos de Apoio

MED: Medicação

MIN: Mindfulness/Atenção Plena

ORG: Ferramentas de Organização

TEM: Gerenciamento de Tempo

Este gráfico destaca a eficácia variável de diferentes recursos no tratamento do TDAH em adultos. Embora o coaching e a medicação mostrem um impacto positivo considerável, os grupos de apoio e os exercícios de atenção plena também oferecem suporte valioso. O treinamento em gerenciamento de tempo parece menos impactante em relação a outros recursos, sugerindo potencial para melhoria ou estratégias alternativas nesta área. No geral, uma abordagem multifacetada utilizando uma combinação de recursos provavelmente produzirá os melhores resultados.

Perspectivas de Desenvolvimento

As perspectivas de desenvolvimento na ADHS na idade adulta se abrem através de várias abordagens de tratamento que abordam tanto os sintomas centrais quanto as dificuldades associadas. Uma abordagem multimodal, que combina psicoterapia com tratamento medicamentoso, mostra resultados promissores em relação à melhoria da sintomatologia, da estabilidade emocional e da funcionalidade geral. [s104] Essas mudanças positivas se refletem em várias áreas da vida e podem levar a mais segurança no trânsito ou a uma redução de comportamentos criminosos. [s104] Dentro da psicoterapia, várias abordagens estão disponíveis. A Terapia Cognitivo-Comportamental pode, por exemplo, ajudar a reconhecer e mudar padrões de pensamento negativos, enquanto a remediação educacional fecha lacunas de conhecimento de forma direcionada e cria estrutura no cotidiano. [s105] A combinação dessas intervenções permite uma abordagem abrangente da ADHS e apoia o desenvolvimento de estratégias individuais de enfrentamento. Além do tratamento da própria ADHS, a consideração de doenças concomitantes, chamadas comorbidades, é crucial. Uma terapia que considera tanto a ADHS quanto os distúrbios adicionais obtém melhores resultados do que o tratamento isolado da respectiva comorbidade. [s104] O diagnóstico precoce e um conceito de tratamento adequado são, portanto, essenciais para melhorar de forma sustentável a qualidade de vida de adultos com ADHS. Uma maior atenção aos sintomas da ADHS por parte dos profissionais de saúde é indispensável para otimizar tanto o diagnóstico quanto o tratamento da ADHS e das doenças adicionais associadas. [s104] As perspectivas de desenvolvimento estão, portanto, intimamente ligadas ao acesso a ofertas de tratamento adequadas e a um acompanhamento abrangente. Assim, a combinação correta de terapia medicamentosa e medidas psicoterapêuticas individualmente ajustadas pode apoiar um curso de

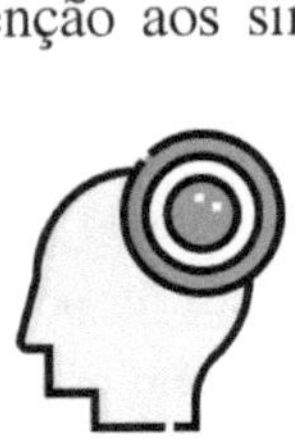

desenvolvimento positivo e aumentar significativamente a qualidade de vida. Um autogerenciamento bem-sucedido contribui para utilizar os próprios recursos de forma ideal e tornar o cotidiano mais bem-sucedido. Comparado a um artesão que pode realizar seu trabalho de forma mais eficiente e precisa com as ferramentas certas, as estratégias aprendidas permitem um manejo mais competente das dificuldades específicas da ADHS.

Bom saber

Abordagem Multimodal

Na ADHS na idade adulta, uma abordagem multimodal combina várias abordagens terapêuticas, como tratamento medicamentoso e psicoterapia, para lidar tanto com os sintomas centrais quanto com os desafios associados, promovendo assim o desenvolvimento pessoal.

Autogerenciamento

O autogerenciamento na ADHS abrange estratégias e técnicas que ajudam adultos a lidar com seus sintomas, aproveitar suas forças e alcançar seus objetivos. Ele desempenha um papel importante no desenvolvimento da personalidade, fortalecendo a autoeficácia e promovendo a responsabilidade pessoal.

Remediação Educacional

No contexto da ADHS, a remediação educacional pode servir para fechar lacunas de conhecimento que surgiram devido a dificuldades de concentração ou outros desafios relacionados à ADHS. Ela oferece a oportunidade de desenvolver estratégias de aprendizado e, assim, promover o desenvolvimento pessoal.

Terapia Cognitivo-Comportamental

A Terapia Cognitivo-Comportamental ajuda adultos com ADHS a identificar e mudar padrões de pensamento e comportamentos desfavoráveis. Ela apoia o desenvolvimento de estratégias de enfrentamento para lidar com os desafios cotidianos que podem surgir devido à ADHS, promovendo assim o desenvolvimento pessoal.

Perspectivas de Desenvolvimento Pessoal no TDAH

Potencial, esforço e tempo de metas de desenvolvimento pessoal relacionadas ao tratamento do TDAH.

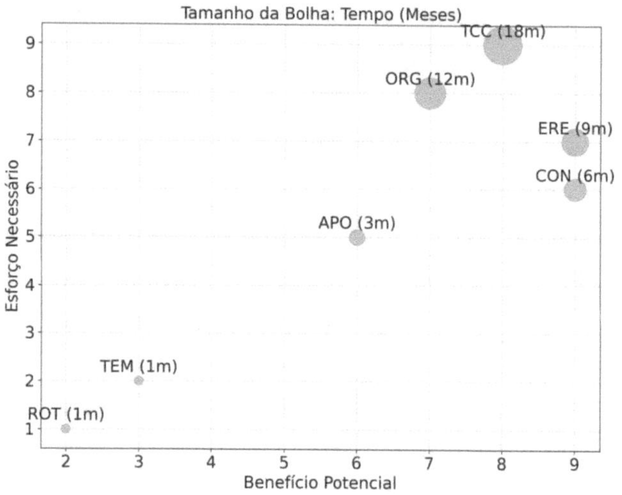

Blasengröße: Tempo (Meses)

APO: Grupos de Apoio

ERE: Regulação Emocional

ROT: Construção de Rotina

TEM: Aplicativos de Gerenciamento de Tempo

CON: Prática de Mindfulness

ORG: Habilidades de Organização

TCC: Terapia Cognitivo-Comportamental

Este gráfico visualiza a relação entre esforço e benefício potencial para várias metas de desenvolvimento pessoal no contexto do TDAH. Bolhas maiores indicam que um maior investimento de tempo é necessário. Metas no quadrante superior direito oferecem alto potencial com esforço moderado a alto, enquanto aquelas no quadrante inferior esquerdo são ganhos mais rápidos com menor impacto potencial. Aquelas no quadrante superior esquerdo representam alto potencial, mas investimento substancial de tempo, sugerindo que podem ser estratégias de longo prazo. O quadrante inferior direito indica atividades de baixo esforço e baixa recompensa, talvez adequadas para manter o ímpeto ou experimentar novas abordagens.

Conselhos concretos

- Observe seus diálogos internos e nomeie os ciclos de pensamento recorrentes para quebrá-los.
- Transforme supostas fraquezas em forças, direcionando o foco para o benefício positivo (por exemplo, impaciência como força motriz).
- Desenvolva um ritual pessoal para se reequilibrar e se reorientar após um comportamento impulsivo.
- Treine sua autorregulação, fazendo pausas conscientes antes de reagir a estímulos.
- Elabore uma lista com seus valores pessoais e verifique regularmente se suas ações estão alinhadas a esses valores.
- Visualize sua rotina ideal e experimente diferentes rotinas para utilizar sua energia de forma otimizada.
- Reflita sobre seus sucessos e fracassos, sem se julgar, e derive passos de ação concretos a partir disso.
- Use sua criatividade para encontrar novas abordagens para problemas recorrentes.
- Defina seus limites pessoais e comunique-os de forma clara e direta.
- Pratique a paciência e a autocompaixão, pois o desenvolvimento pessoal é um processo contínuo.
- Celebre seus progressos e conquistas para fortalecer sua motivação e autoconfiança.

Revisão - 5. Autogestão

A autogestão na ADHS na idade adulta representa um desafio especial, mas ao mesmo tempo oferece enormes oportunidades para uma vida mais plena e bem-sucedida. Trata-se de entender suas próprias forças e fraquezas no contexto da ADHS e desenvolver estratégias individuais para lidar efetivamente com o dia a dia. O caminho para isso começa com a aceitação do diagnóstico, que muitas vezes se assemelha à descoberta de uma peça de quebra-cabeça faltante, colocando comportamentos até então inexplicáveis em um novo contexto. Essa aceitação liberta de sentimentos de culpa e vergonha e permite que você se trate com mais compaixão. Baseie-se em suas forças – sua criatividade, espontaneidade e energia – e aprenda a utilizá-las de forma consciente.

Um componente central da autogestão é a organização. Crie um sistema de calendário e listas de tarefas que se adapte a você e que você mantenha de forma consistente – como um relógio que precisa ser regularmente ajustado. Defina prioridades claras, não com base na urgência, mas na importância para seus objetivos pessoais. Considere seus recursos, como tempo e energia, e ajuste seu método de priorização conforme necessário. Uma rotina matinal estruturada pode ajudá-lo a começar o dia de forma focada e liberar recursos cognitivos para tarefas mais importantes. Prepare suas roupas na noite anterior, arrume sua bolsa e planeje seu café da manhã para minimizar o estresse matinal e começar o dia de forma mais tranquila.

O controle de impulsos e a regulação emocional são outros aspectos importantes. O treinamento de atenção plena pode ajudá-lo a perceber suas emoções de forma mais consciente e a controlar reações impulsivas. Pratique pausar em situações desafiadoras, observar suas emoções e só então reagir. Além disso, a prática regular de exercícios e esportes pode influenciar positivamente sua estabilidade emocional e flexibilidade cognitiva. Encontre um esporte que você goste e integre-o firmemente em sua programação semanal. Se você estiver lutando contra dependências, é importante buscar ajuda profissional e abordar as dificuldades subjacentes no manejo das emoções.

A autoacalmação é uma habilidade essencial que você pode aprender e treinar por meio de várias técnicas. Além da atenção plena e do esporte, a musicoterapia oferece possibilidades promissoras. Experimente tocar um instrumento ou ouvir música passivamente para descobrir qual método mais o ajuda a relaxar e encontrar equilíbrio emocional. Não hesite em buscar apoio de terapeutas, coaches ou grupos de autoajuda. A troca com outras pessoas afetadas pode lhe proporcionar valiosos impulsos e motivação.

A autogestão na ADHS é um processo individual e dinâmico. Não existe um caminho único, mas muitas estratégias e métodos diferentes. Descubra o que funciona para você e mantenha-se firme. Celebre seus sucessos, seja indulgente consigo mesmo em caso de retrocessos e ajuste suas estratégias conforme suas necessidades. Com a atitude certa e as ferramentas adequadas, você pode não apenas gerenciar sua ADHS, mas também utilizá-la como uma fonte de criatividade e energia, levando uma vida plena.

Ofertas adicionais gratuitas planejadas

Temos o prazer de oferecer futuramente materiais complementares gratuitos para este livro:

- Um capítulo bônus exclusivo com conteúdo adicional
- Um resumo compacto de todo o livro em formato PDF
- Uma versão em radionovela (Em Planejamento)

A publicação destes materiais está prevista para 2025.
Sinta-se à vontade para visitar nosso site hoje mesmo. Assim que nosso serviço de newsletter for lançado (previsto para 2025), você poderá se registrar para receber atualizações e não perder nenhuma novidade sobre as ofertas adicionais gratuitas.

www.SaageBooks.com/pt/tdah_em_adultos-bonus-6KV76U

Caros leitores,

Nos sentimos profundamente honrados por terem dedicado tempo para ler nosso livro do início ao fim. Nosso maior desejo é fornecer insights valiosos e orientação prática. Sua confiança em nosso trabalho significa muito para nós. Esperamos que a leitura tenha sido enriquecedora para vocês. Se tiverem alguma dúvida ou sugestão, não hesitem em nos contactar através do nosso site.

Se gostaram deste livro, agradeceríamos muito uma avaliação honesta. Vocês podem facilmente deixar sua avaliação honesta na plataforma de vendas onde compraram o livro.
Obrigado pelo seu apoio!

Bendis Saage

Saage Media GmbH - Equipe

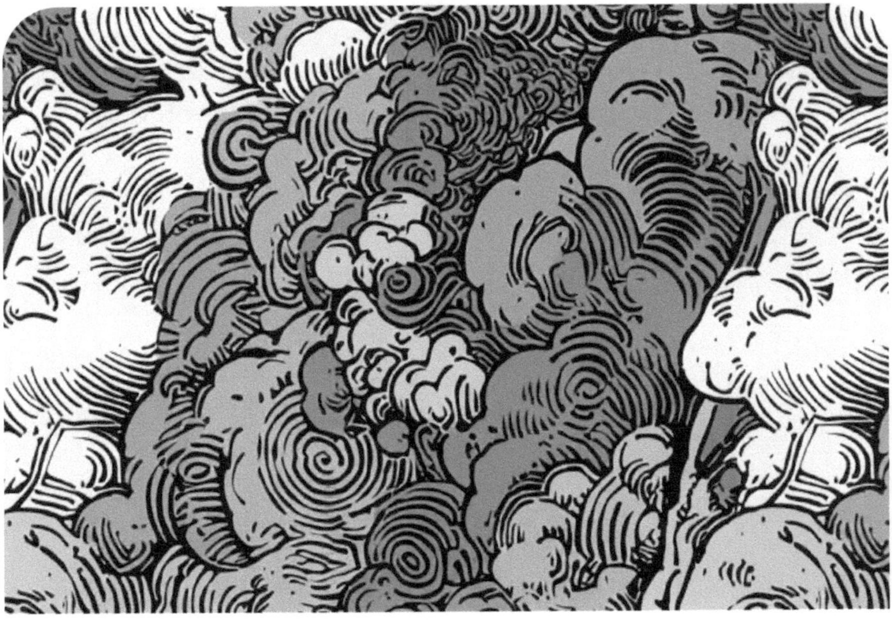

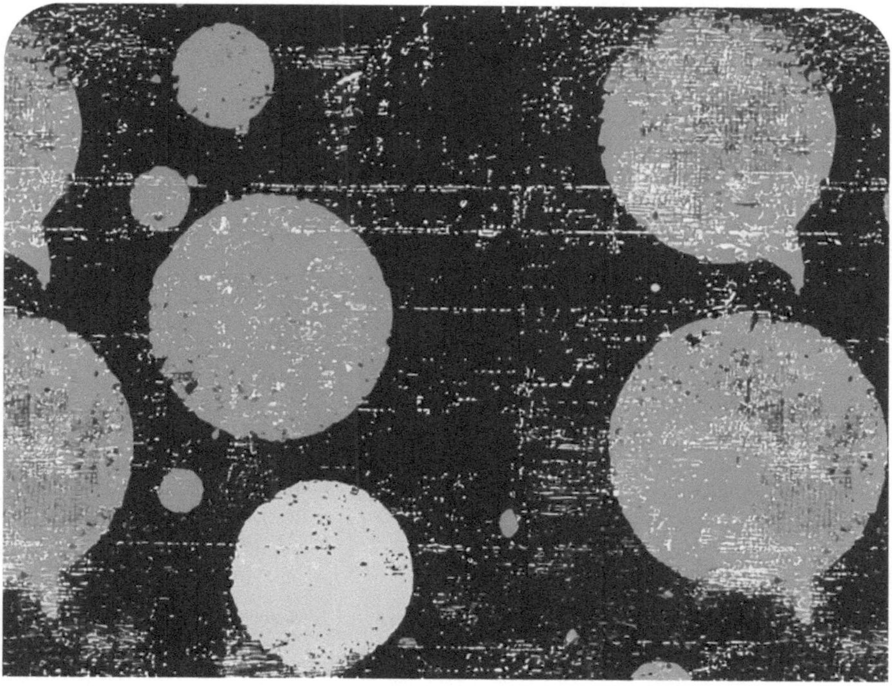

Fontes

Nossos sinceros agradecimentos a todos os autores das fontes científicas e não científicas citadas, aos operadores dos sites referenciados e aos criadores das imagens, gráficos e estudos utilizados, cujo valioso trabalho contribuiu para a criação deste livro.
Para mais informações, recomendamos visitar os sites das fontes.
Se descobrir erros de mapeamento ou outras inconsistências, entre em contato conosco.

Todas as fontes foram acessadas pela última vez em: 2025-02-17

[s1] - https://pmc.ncbi.nlm.nih.gov/articles/PMC7508636/

Autor:	Renate Drechsler, Silvia Brem, Daniel Brandeis, Edna Grünblatt, Gregor Berger, Susanne Walitza	**Título:**	ADHD: Current Concepts and Treatments in Children and Adolescents
por:	University Hospital of Psychiatry, University of Zurich; Neuroscience Center Zurich, Swiss Federal Institute of Technology and University of Zurich; Central Institute of Mental Health, Medical Faculty Mannheim/ Heidelberg University; Zurich Center for Integrative Human Physiology, University of Zurich	**DOI:**	10.1055/s-0040-1701658
Data:	2020 Jun 19	**Site:**	PubMed Central (PMC)
Editora:	Neuropediatrics		

[s2] - https://pmc.ncbi.nlm.nih.gov/articles/PMC181164/

Autor:	Andrew R Adesman	**Título:**	The Diagnosis and Management of Attention-Deficit/Hyperactivity Disorder in Pediatric Patients
por:	Schneider Children's Hospital	**DOI:**	10.4088/pcc.v03n0204
Data:	2001	**Site:**	PubMed Central (PMC)
Editora:	Primary Care Companion to The Journal of Clinical Psychiatry		

[s3] - https://pmc.ncbi.nlm.nih.gov/articles/PMC9616454/

Autor:	Elie Abdelnour, Madeline O Jansen, Jessica A Gold	**Título:**	ADHD Diagnostic Trends: Increased Recognition or Overdiagnosis?
por:	Washington University School of Medicine, University of California-Los Angeles	**Data:**	2022 Sep-Oct
Site:	PubMed Central (PMC)	**Editora:**	Missouri Medicine

[s4] - https://pmc.ncbi.nlm.nih.gov/articles/PMC5960089/

Autor:	Theresa S Emser, Blair A Johnston, J Douglas Steele, Sandra Kooij, Lisa Thorell, Hanna Christiansen	**Título:**	Assessing ADHD symptoms in children and adults: evaluating the role of objective measures
DOI:	10.1186/s12993-018-0143-x	**Data:**	2018 May 18
Site:	PubMed Central (PMC)	**Editora:**	Behavioral and Brain Functions : BBF

[s5] - https://pmc.ncbi.nlm.nih.gov/articles/PMC5613949/

Autor:	Margaret H Sibley, Stefany Coxe, Brooke SG Molina	**Título:**	Refining Diagnostic Procedures for Adults with Symptoms of ADHD: A Response to "Psychometrically-Informed Approach to Integration of Multiple Informant Ratings in Adult ADHD Diagnosis in a Community-Recruited Sample"
por:	Florida International University, University of Pittsburgh	**DOI:**	10.1177/1073191116676890
Data:	2016 Nov 19	**Site:**	PubMed Central (PMC)
Editora:	Assessment		

[s6] - https://pmc.ncbi.nlm.nih.gov/articles/PMC7422602/

Autor:	Susan Young, Nicoletta Adamo, Bryndís Björk Ásgeirsdóttir, Polly Branney, Michelle Beckett, William Colley, Sally Cubbin, Quinton Deeley, Emad Farrag, Gisli Gudjonsson, Peter Hill, Jack Hollingdale, Ozge Kilic, Tony Lloyd, Peter Mason, Eleni Paliokosta, Sri Perecherla, Jane Sedgwick, Caroline Skirrow, Kevin Tierney, Kobus van Rensburg, Emma Woodhouse	**Título:**	Females with ADHD: An expert consensus statement taking a lifespan approach providing guidance for the identification and treatment of attention-deficit/ hyperactivity disorder in girls and women
DOI:	10.1186/s12888-020-02707-9	**Data:**	2020 Aug 12
Site:	PubMed Central (PMC)	**Editora:**	BMC Psychiatry

[s7] - https://pmc.ncbi.nlm.nih.gov/articles/PMC7508636/

Autor:	Renate Drechsler, Silvia Brem, Daniel Brandeis, Edna Grünblatt, Gregor Berger, Susanne Walitza	**Título:**	ADHD: Current Concepts and Treatments in Children and Adolescents
DOI:	10.1055/s-0040-1701658	**Data:**	2020 Jun 19
Site:	PubMed Central (PMC)	**Editora:**	Neuropediatrics

[s8] - https://pmc.ncbi.nlm.nih.gov/articles/PMC9616454/

Autor:	Elie Abdelnour, Madeline O Jansen, Jessica A Gold	**Título:**	ADHD Diagnostic Trends: Increased Recognition or Overdiagnosis?
por:	Washington University School of Medicine, University of California-Los Angeles	**Data:**	2022 Sep-Oct
Site:	PubMed Central (PMC)	**Editora:**	Missouri Medicine

[s9] - https://pmc.ncbi.nlm.nih.gov/articles/PMC4301030/

Autor:	Steven D Targum, Lenard A Adler	**Título:**	Our Current Understanding of Adult ADHD
Data:	2014 Nov-Dec	**Site:**	PubMed Central (PMC)
Editora:	Innovations in Clinical Neuroscience		

[s10] - https://pmc.ncbi.nlm.nih.gov/articles/PMC8295111/

Autor: Anselm B M Fuermaier, Lara Tucha, Marah Butzbach, Matthias Weisbrod, Steffen Aschenbrenner, Oliver Tucha
Título: ADHD at the workplace: ADHD symptoms, diagnostic status, and work-related functioning
por: University of Groningen
DOI: 10.1007/s00702-021-02309-z
Data: 2021 Feb 2
Site: PubMed Central (PMC)
Editora: Journal of Neural Transmission

[s11] - https://pmc.ncbi.nlm.nih.gov/articles/PMC3724232/

Autor: Timothy E Wilens, Thomas J Spencer
Título: Understanding Attention-Deficit/ Hyperactivity Disorder From Childhood to Adulthood
por: Clinical Research Program in Pediatric Psychopharmacology, Massachusetts General Hospital and Harvard Medical School, Boston, MA
DOI: 10.3810/pgm.2010.09.2206
Data: 2010 Sep
Site: PubMed Central (PMC)
Editora: Postgraduate medicine

[s12] - https://pmc.ncbi.nlm.nih.gov/articles/PMC7422602/

Autor: Susan Young, Nicoletta Adamo, Bryndís Björk Ásgeirsdóttir, Polly Branney, Michelle Beckett, William Colley, Sally Cubbin, Quinton Deeley, Emad Farrag, Gisli Gudjonsson, Peter Hill, Jack Hollingdale, Ozge Kilic, Tony Lloyd, Peter Mason, Eleni Paliokosta, Sri Perecherla, Jane Sedgwick, Caroline Skirrow, Kevin Tierney, Kobus van Rensburg, Emma Woodhouse
Título: Females with ADHD: An expert consensus statement taking a lifespan approach providing guidance for the identification and treatment of attention-deficit/ hyperactivity disorder in girls and women
DOI: 10.1186/s12888-020-02707-9
Data: 2020 Aug 12
Site: PubMed Central (PMC)
Editora: BMC Psychiatry

[s13] - https://pmc.ncbi.nlm.nih.gov/articles/PMC3556723/

Autor: Elizabeth E Van Voorhees, Kristina K Hardy, Scott H Kollins
Título: Reliability and Validity of Self- and Other-Ratings of Symptoms of ADHD in Adults
por: Duke University Medical Center
DOI: 10.1177/1087054709356163
Data: 2010 Apr 27
Site: PubMed Central (PMC)
Editora: Journal of attention disorders

[s14] - https://pmc.ncbi.nlm.nih.gov/articles/PMC5291336/

Autor: J Russell Ramsay
Título: Assessment and monitoring of treatment response in adult ADHD patients: current perspectives
por: University of Pennsylvania
DOI: 10.2147/NDT.S104706
Data: 2017 Jan 27
Site: PubMed Central (PMC)
Editora: Neuropsychiatric Disease and Treatment

[s15] - https://pmc.ncbi.nlm.nih.gov/articles/PMC4403871/
Autor: John T Mitchell, Lidia Zylowska, Scott H Kollins
Título: Mindfulness Meditation Training for Attention-Deficit/Hyperactivity Disorder in Adulthood: Current Empirical Support, Treatment Overview, and Future Directions
DOI: 10.1016/j.cbpra.2014.10.002
Data: 2015 May
Site: PubMed Central (PMC)

[s16] - https://pmc.ncbi.nlm.nih.gov/articles/PMC5036506/
Autor: Ebba Du Rietz, Celeste HM Cheung, Gráinne McLoughlin, Daniel Brandeis, Tobias Banaschewski, Philip Asherson, Jonna Kuntsi
Título: Self-report of ADHD shows limited agreement with objective markers of persistence and remittance
DOI: 10.1016/j.jpsychires.2016.07.020
Data: 2016 Nov
Site: PubMed Central (PMC)
Editora: Journal of Psychiatric Research

[s17] - https://pmc.ncbi.nlm.nih.gov/articles/PMC4631342/
Autor: Beatrice Mörstedt, Salvatore Corbisiero, Hannes Bitto, Rolf-Dieter Stieglitz
Título: Attention-Deficit/Hyperactivity Disorder (ADHD) in Adulthood: Concordance and Differences between Self- and Informant Perspectives on Symptoms and Functional Impairment
por: University of Basel, University of Basel Psychiatric Clinics
DOI: 10.1371/journal.pone.0141342
Data: 2015 Nov 3
Site: PubMed Central (PMC)
Editora: PLoS ONE

[s18] - https://pmc.ncbi.nlm.nih.gov/articles/PMC7082249/
Autor: Holly Hodges, Casey Fealko, Neelkamal Soares
Título: Autism spectrum disorder: definition, epidemiology, causes, and clinical evaluation
por: Baylor College of Medicine, Texas Children's Hospital, Western Michigan University Homer Stryker MD School of Medicine
DOI: 10.21037/tp.2019.09.09
Data: 2020 Feb
Site: PubMed Central (PMC)
Editora: Translational Pediatrics

[s19] - https://pmc.ncbi.nlm.nih.gov/articles/PMC8631971/

Autor:	Eesha Sharma, Lavanya P Sharma, Srinivas Balachander, Boyee Lin, Harshini Manohar, Puneet Khanna, Cynthia Lu, Kabir Garg, Tony Lazar Thomas, Anthony Chun Lam Au, Robert R Selles, Davíð R M A Hø jgaard, Gudmundur Skarphedinsson, S Evelyn Stewart	**Título:**	Comorbidities in Obsessive-Compulsive Disorder Across the Lifespan: A Systematic Review and Meta-Analysis
por:	National Institute of Mental Health and Neurosciences; University of British Columbia; Oxleas National Health Service (NHS) Foundation Trust; Aarhus University Hospital; University of Iceland	**DOI:**	10.3389/fpsyt.2021.703701
Data:	2021 Nov 11	**Site:**	PubMed Central (PMC)
Editora:	Frontiers in Psychiatry		

[s20] - https://pmc.ncbi.nlm.nih.gov/articles/PMC6379245/

Autor:	Barbara Franke, Giorgia Michelini, Philip Asherson, Tobias Banaschewski, Andrea Bilbow, Jan K Buitelaar, Bru Cormand, Stephen V Faraone, Ylva Ginsberg, Jan Haavik, Jonna Kuntsi, Henrik Larsson, Klaus-Peter Lesch, J Antoni Ramos-Quiroga, János M Réthelyi, Marta Ribases, Andreas Reif	**Título:**	Live fast, die young? A review on the developmental trajectories of ADHD across the lifespan
por:	Radboud University Medical Center, King's College London, Central Institute of Mental Health, Attention Deficit Disorder Information and Support Service (ADDISS), Radboud University Medical Center, Universitat de Barcelona, State University of New York Upstate Medical University, University of Bergen, Karolinska Institutet, University of Würzburg, Hospital Universitari Vall d'Hebron, Semmelweis University, University Hospital Frankfurt	**DOI:**	10.1016/j.euroneuro.2018.08.001
Data:	2018 Oct	**Site:**	PubMed Central (PMC)
Editora:	European Neuropsychopharmacology		

[s21] - https://pmc.ncbi.nlm.nih.gov/articles/PMC10887101/

Autor:	Manon Toutain, Nicolas Dollion, Laurence Henry, Marine Grandgeorge	**Título:**	How Do Children and Adolescents with ASD Look at Animals? A Scoping Review
DOI:	10.3390/children11020211	**Data:**	2024 Feb 6
Site:	PubMed Central (PMC)	**Editora:**	MDPI

[s22] - https://www.ncbi.nlm.nih.gov/books/NBK573609/

Autor:	Ronan Lordan, Cristiano Storni, Chiara Alessia De Benedictis	**Título:**	Autism Spectrum Disorders: Diagnosis and Treatment
por:	National Center for Biotechnology Information (NCBI)	**DOI:**	10.36255/exonpublications.autismspectrumdisorders.2021.diagnosis
Data:	2021/08/20	**Site:**	NCBI Bookshelf
Editora:	Exon Publications		

[s23] - https://pmc.ncbi.nlm.nih.gov/articles/PMC3874265/

Autor:	Susan E Sprich, Laura E Knouse, Christine Cooper-Vince, Jennifer Burbridge, Steven A Safren	**Título:**	Description and Demonstration of CBT for ADHD in Adults
por:	Massachusetts General Hospital and Harvard Medical School	**DOI:**	10.1016/j.cbpra.2009.09.002
Data:	2012 Feb 1	**Site:**	PubMed Central (PMC)

[s24] - https://pmc.ncbi.nlm.nih.gov/articles/PMC7732033/

Autor:	Nancy Doyle	**Título:**	Neurodiversity at work: a biopsychosocial model and the impact on working adults
por:	Department of Organizational Psychology, Birkbeck University of London, London, UK	**DOI:**	10.1093/bmb/ldaa021
Data:	2020 Sep 30	**Site:**	PubMed Central (PMC)
Editora:	British Medical Bulletin		

[s25] - https://www.mdpi.com/1660-4601/20/4/3098

Autor:	Christian Mette	**Título:**	Time Perception in Adult ADHD: Findings from a Decade—A Review
por:	Multidisciplinary Digital Publishing Institute	**DOI:**	10.3390/ijerph20043098
Data:	2023-02-10	**Site:**	mdpi.com
Editora:	Multidisciplinary Digital Publishing Institute		

[s26] - https://pmc.ncbi.nlm.nih.gov/articles/PMC6494390/

Autor:	Pablo Luis Lopez, Fernando Manuel Torrente, Agustín Ciapponi, Alicia Graciela Lischinsky, Marcelo Cetkovich-Bakmas, Juan Ignacio Rojas, Marina Romano, Facundo F Manes	**Título:**	Cognitive-behavioural interventions for attention deficit hyperactivity disorder (ADHD) in adults
por:	Institute of Cognitive and Translational Neuroscience (INCyT), INECO Foundation, Favaloro University, Laboratory of Psychopathology Research, Institute for Clinical Effectiveness and Health Policy (IECS-CONICET), Argentine Cochrane Centre, Hospital Italiano Buenos Aires, Neurology Department	**DOI:**	10.1002/14651858.CD010840.pub2
Data:	2018 Mar 23	**Site:**	PubMed Central (PMC)
Editora:	The Cochrane Database of Systematic Reviews		

[s27] - https://pmc.ncbi.nlm.nih.gov/articles/PMC7543894/

Autor:	Helena Jahncke, David M Hallman	**Título:**	Objective measures of cognitive performance in activity based workplaces and traditional office types
por:	University of Gävle, Sweden	**DOI:**	10.1016/j.jenvp.2020.101503
Data:	2020 Oct 8	**Site:**	PubMed Central (PMC)
Editora:	Journal of Environmental Psychology		

[s28] - https://pmc.ncbi.nlm.nih.gov/articles/PMC3552974/

Autor:	Sjan-Mari van Niekerk, Quinette Abigail Louw, Susan Hillier	**Título:**	The effectiveness of a chair intervention in the workplace to reduce musculoskeletal symptoms. A systematic review
por:	Stellenbosch University; University of South Australia	**DOI:**	10.1186/1471-2474-13-145
Data:	2012 Aug 13	**Site:**	PubMed Central (PMC)
Editora:	BMC Musculoskeletal Disorders		

[s29] - https://pmc.ncbi.nlm.nih.gov/articles/PMC8856522/

Autor:	Danielle M Beaton, Fuschia Sirois, Elizabeth Milne	**Título:**	Experiences of criticism in adults with ADHD: A qualitative study
por:	The University of Sheffield	**DOI:**	10.1371/journal.pone.0263366
Data:	2022 Feb 18	**Site:**	PubMed Central (PMC)
Editora:	PLoS ONE		

[s30] - https://pmc.ncbi.nlm.nih.gov/articles/PMC9663290/

Autor:	Claire de Oliveira, Makeila Saka, Lauren Bone, Rowena Jacobs	**Título:**	The Role of Mental Health on Workplace Productivity: A Critical Review of the Literature
por:	Centre for Health Economics, University of York; Hull York Medical School; Institute for Mental Health Policy Research, Centre for Addiction and Mental Health; Institute of Health Policy, Management and Evaluation, University of Toronto	**DOI:**	10.1007/s40258-022-00761-w
Data:	2022 Nov 15	**Site:**	PubMed Central (PMC)
Editora:	Applied Health Economics and Health Policy		

[s31] - https://pmc.ncbi.nlm.nih.gov/articles/PMC9443814/

Autor:	Kirsty Lauder, Almuth McDowall, Harriet R Tenenbaum	**Título:**	A systematic review of interventions to support adults with ADHD at work —Implications from the paucity of context-specific research for theory and practice
DOI:	10.3389/fpsyg.2022.893469	**Data:**	2022 Aug 22
Site:	PubMed Central (PMC)	**Editora:**	Frontiers in Psychology

[s32] - https://pmc.ncbi.nlm.nih.gov/articles/PMC7732033/

Autor:	Nancy Doyle	**Título:**	Neurodiversity at work: a biopsychosocial model and the impact on working adults
por	Department of Organizational Psychology, Birkbeck University of London, London, UK	**DOI:**	10.1093/bmb/ldaa021
Data:	2020 Sep 30	**Site:**	PubMed Central (PMC)
Editora:	British Medical Bulletin		

[s33] - https://pmc.ncbi.nlm.nih.gov/articles/PMC9443814/

Autor:	Kirsty Lauder, Almuth McDowall, Harriet R Tenenbaum	**Título:**	A systematic review of interventions to support adults with ADHD at work —Implications from the paucity of context-specific research for theory and practice
por:	Centre for Neurodiversity Research at Work, Birkbeck College, London, United Kingdom; School of Psychology, University of Surrey, Surrey, United Kingdom	**DOI:**	10.3389/fpsyg.2022.893469
Data:	2022 Aug 22	**Site:**	PubMed Central (PMC)
Editora:	Frontiers in Psychology		

[s34] - https://pmc.ncbi.nlm.nih.gov/articles/PMC9109782/

Autor:	Tristan J Philippe, Naureen Sikder, Anna Jackson, Maya E Koblanski, Eric Liow, Andreas Pilarinos, Krisztina Vasarhelyi	**Título:**	Digital Health Interventions for Delivery of Mental Health Care: Systematic and Comprehensive Meta-Review
por:	The University of British Columbia, Vancouver Community College, Simon Fraser University, Vancouver Coastal Health Research Institute	**DOI:**	10.2196/35159
Data:	2022 May 12	**Site:**	PubMed Central (PMC)
Editora:	JMIR Mental Health		

[s35] - https://pmc.ncbi.nlm.nih.gov/articles/PMC9616454/

Autor:	Elie Abdelnour, Madeline O Jansen, Jessica A Gold	**Título:**	ADHD Diagnostic Trends: Increased Recognition or Overdiagnosis?
Data:	2022 Sep-Oct	**Site:**	PubMed Central (PMC)
Editora:	Missouri Medicine		

[s36] - https://pmc.ncbi.nlm.nih.gov/articles/PMC3724232/

Autor:	Timothy E Wilens, Thomas J Spencer	**Título:**	Understanding Attention-Deficit/ Hyperactivity Disorder From Childhood to Adulthood
por:	Clinical Research Program in Pediatric Psychopharmacology, Massachusetts General Hospital and Harvard Medical School, Boston, MA	**DOI:**	10.3810/pgm.2010.09.2206
Data:	2010 Sep	**Site:**	PubMed Central (PMC)
Editora:	Postgraduate medicine		

[s37] - https://pmc.ncbi.nlm.nih.gov/articles/PMC7315868/

Autor:	Bartosz Helfer, Natali Bozhilova, Ruth E Cooper, Joanna I Douzenis, Stefanos Maltezos, Philip Asherson	**Título:**	The key role of daytime sleepiness in cognitive functioning of adults with attention deficit hyperactivity disorder
DOI:	10.1192/j.eurpsy.2020.28	**Data:**	2020 Mar 5
Site:	PubMed Central (PMC)	**Editora:**	European Psychiatry : the journal of the Association of European Psychiatrists

[s38] - https://pmc.ncbi.nlm.nih.gov/articles/PMC6406620/

Autor:	Consuelo M Kreider, Sharon Medina, Mackenzi R Slamka	**Título:**	Strategies for Coping with Time-Related and Productivity Challenges of Young People with Learning Disabilities and Attention-Deficit/ Hyperactivity Disorder
por:	University of Florida	**DOI:**	10.3390/children6020028
Data:	2019 Feb 13	**Site:**	PubMed Central (PMC)
Editora:	MDPI		

[s39] - https://pubmed.ncbi.nlm.nih.gov/20051220/

Autor:	Faraone SV, Glatt SJ	**Título:**	A comparison of the efficacy of medications for adult attention-deficit/ hyperactivity disorder using meta-analysis of effect sizes
DOI:	10.4088/JCP.08m04902pur	**Data:**	2010 Jun
Site:	PubMed	**Editora:**	J Clin Psychiatry

[s40] - https://www.nimh.nih.gov/health/topics/mental-health-medications

Título:	Mental Health Medications	**por:**	National Institute of Mental Health (NIMH)
Site:	National Institute of Mental Health (NIMH)		

[s41] - https://pmc.ncbi.nlm.nih.gov/articles/PMC2518387/

Autor:	Dusan Kolar, Amanda Keller, Maria Golfinopoulos, Lucy Cumyn, Cassidy Syer, Lily Hechtman	**Título:**	Treatment of adults with attention-deficit/hyperactivity disorder
por:	Department of Psychiatry, Montreal Children's Hospital, McGill University, Montreal, Canada	**DOI:**	10.2147/ndt.s6985
Data:	2008 Apr	**Site:**	PubMed Central (PMC)
Editora:	Neuropsychiatric Disease and Treatment		

[s42] - https://pmc.ncbi.nlm.nih.gov/articles/PMC8369907/
Autor: Le Zhang, Andreas Reif, Ebba Du Rietz, Tyra Lagerberg, Agnieszka Butwicka, Brian M D'Onofrio, Kristina Johnell, Nancy L Pedersen, Henrik Larsson, Zheng Chang
Título: Comedication and Polypharmacy With ADHD Medications in Adults: A Swedish Nationwide Study
por: Karolinska Institutet, Goethe University Frankfurt, Medical University of Warsaw, Stockholm County Council, Indiana University, Örebro University
DOI: 10.1177/1087054720923725
Data: 2020 Jun 1
Site: PubMed Central (PMC)
Editora: Journal of Attention Disorders

[s43] - https://www.ncbi.nlm.nih.gov/books/NBK507808/
Autor: Nazila Sharbaf Shoar, Raman Marwaha, Mohammed Molla
Título: Dextroamphetamine-Amphetamine
por: StatPearls Publishing
Data: 2023/05/23
Site: NCBI Bookshelf
Editora: StatPearls Publishing

[s44] - https://pmc.ncbi.nlm.nih.gov/articles/PMC3617926/
Autor: Minal R Patel, Melissa A Valerio, Mary R Janevic, Z Molly Gong, Georgiana Sanders, Lara J Thomas, Noreen M Clark
Título: Long-term effects of negotiated treatment plans on self-management behaviors and satisfaction with care among women with asthma
por: Center for Managing Chronic Disease, University of Michigan
DOI: 10.3109/02770903.2012.743151
Data: 2012 Nov 28
Site: PubMed Central (PMC)
Editora: The Journal of asthma : official journal of the Association for the Care of Asthma

[s45] - https://pmc.ncbi.nlm.nih.gov/articles/PMC2518387/
Autor: Dusan Kolar, Amanda Keller, Maria Golfinopoulos, Lucy Cumyn, Cassidy Syer, Lily Hechtman
Título: Treatment of adults with attention-deficit/hyperactivity disorder
por: Department of Psychiatry, Montreal Children's Hospital, McGill University, Montreal, Canada
DOI: 10.2147/ndt.s6985
Data: 2008 Apr
Site: PubMed Central (PMC)
Editora: Neuropsychiatric Disease and Treatment

[s46] - https://pmc.ncbi.nlm.nih.gov/articles/PMC3733520/
Autor: Jonathan R Stevens, Timothy E Wilens, Theodore A Stern
Título: Using Stimulants for Attention-Deficit/Hyperactivity Disorder: Clinical Approaches and Challenges
por: PubMed Central (PMC)
DOI: 10.4088/PCC.12f01472
Data: 2013 Mar 28
Site: PubMed Central (PMC)
Editora: The Primary Care Companion for CNS Disorders

[s47] - https://pmc.ncbi.nlm.nih.gov/articles/PMC2670101/

Autor:	Steven M Berman, Ronald Kuczenski, James T McCracken, Edythe D London	**Título:**	Potential Adverse Effects of Amphetamine Treatment on Brain and Behavior: A Review
por:	University of California Los Angeles; University of California San Diego	**DOI:**	10.1038/mp.2008.90
Data:	2008 Aug 12	**Site:**	PubMed Central (PMC)

[s48] - https://www.nimh.nih.gov/health/topics/mental-health-medications

Título:	Mental Health Medications	**por:**	National Institute of Mental Health (NIMH)
Site:	National Institute of Mental Health (NIMH)		

[s49] - https://pmc.ncbi.nlm.nih.gov/articles/PMC3441938/

Autor:	Mark A Stein, Margaret Weiss, Laura Hlavaty	**Título:**	ADHD Treatments, Sleep, and Sleep Problems: Complex Associations
por:	National Library of Medicine (NLM); National Institutes of Health (NIH); HHS	**DOI:**	10.1007/s13311-012-0130-0
Data:	2012 Jun 21	**Site:**	PubMed Central (PMC)
Editora:	Neurotherapeutics		

[s50] - https://www.ncbi.nlm.nih.gov/books/NBK493234/

Autor:	Douglas Fedder, Himanshu Patel, Abdolreza Saadabadi	**Título:**	Atomoxetine
por:	StatPearls Publishing	**Data:**	2023/03/27
Site:	NCBI Bookshelf	**Editora:**	StatPearls Publishing

[s51] - https://pmc.ncbi.nlm.nih.gov/articles/PMC2628311/

Autor:	Laura E Knouse, Christine Cooper-Vince, Susan Sprich, Steven A Safren	**Título:**	Recent developments in the psychosocial treatment of adult ADHD
por:	Massachusetts General Hospital and Harvard Medical School	**DOI:**	10.1586/14737175.8.10.1537
Data:	2008 Oct	**Site:**	PubMed Central (PMC)
Editora:	Expert review of neurotherapeutics		

[s52] - https://www.ncbi.nlm.nih.gov/books/NBK470241/

Autor:	Suma P. Chand, Daniel P. Kuckel, Martin R. Huecker	**Título:**	Cognitive Behavior Therapy
por:	StatPearls Publishing	**Data:**	2023/05/23
Site:	NCBI Bookshelf	**Editora:**	StatPearls Publishing

[s53] - https://pmc.ncbi.nlm.nih.gov/articles/PMC6494390/

Autor:	Pablo Luis Lopez, Fernando Manuel Torrente, Agustín Ciapponi, Alicia Graciela Lischinsky, Marcelo Cetkovich-Bakmas, Juan Ignacio Rojas, Marina Romano, Facundo F Manes	**Título:**	Cognitive-behavioural interventions for attention deficit hyperactivity disorder (ADHD) in adults
DOI:	10.1002/14651858.CD010840.pub2	**Data:**	2018 Mar 23
Site:	PubMed Central (PMC)	**Editora:**	The Cochrane Database of Systematic Reviews

[s54] - https://pmc.ncbi.nlm.nih.gov/articles/PMC3874265/

Autor:	Susan E Sprich, Laura E Knouse, Christine Cooper-Vince, Jennifer Burbridge, Steven A Safren	**Título:**	Description and Demonstration of CBT for ADHD in Adults
por:	Massachusetts General Hospital and Harvard Medical School	**DOI:**	10.1016/j.cbpra.2009.09.002
Data:	2012 Feb 1	**Site:**	PubMed Central (PMC)
Editora:	Cognitive and behavioral practice		

[s55] - https://pmc.ncbi.nlm.nih.gov/articles/PMC7082245/

Autor:	Mahesh Shrestha, Julianna Lautenschleger, Neelkamal Soares	**Título:**	Non-pharmacologic management of attention-deficit/hyperactivity disorder in children and adolescents: a review
por:	Western Michigan University Homer Stryker M.D. School of Medicine	**DOI:**	10.21037/tp.2019.10.01
Data:	2020 Feb	**Site:**	PMC (PubMed Central)
Editora:	Translational Pediatrics		

[s56] - https://pmc.ncbi.nlm.nih.gov/articles/PMC2518387/

Autor	Dusan Kolar, Amanda Keller, Maria Golfinopoulos, Lucy Cumyn, Cassidy Syer, Lily Hechtman	**Título:**	Treatment of adults with attention-deficit/hyperactivity disorder
por:	Department of Psychiatry, Montreal Children's Hospital, McGill University, Montreal, Canada	**DOI:**	10.2147/ndt.s6985
Data:	2008 Apr	**Site:**	PubMed Central (PMC)
Editora:	Neuropsychiatric Disease and Treatment		

[s57] - https://pmc.ncbi.nlm.nih.gov/articles/PMC2909688/

Autor:	Laura E Knouse, Steven A Safren	**Título:**	Current Status of Cognitive Behavioral Therapy for Adult Attention-Deficit Hyperactivity Disorder
por:	Massachusetts General Hospital and Harvard Medical School	**DOI:**	10.1016/j.psc.2010.04.001
Data:	2010 Sep	**Site:**	PubMed Central (PMC)
Editora:	The Psychiatric clinics of North America		

[s58] - https://pmc.ncbi.nlm.nih.gov/articles/PMC6494390/

Autor:	Pablo Luis Lopez, Fernando Manuel Torrente, Agustín Ciapponi, Alicia Graciela Lischinsky, Marcelo Cetkovich-Bakmas, Juan Ignacio Rojas, Marina Romano, Facundo F Manes	**Título:**	Cognitive-behavioural interventions for attention deficit hyperactivity disorder (ADHD) in adults
por:	PubMed Central (PMC)	**DOI:**	10.1002/14651858.CD010840.pub2
Data:	2018 Mar 23	**Site:**	PubMed Central (PMC)
Editora:	The Cochrane Database of Systematic Reviews		

[s59] - https://pmc.ncbi.nlm.nih.gov/articles/PMC10091126/

Autor:	Michael O Ogundele, Hani F Ayyash	**Título:**	ADHD in children and adolescents: Review of current practice of non-pharmacological and behavioural management
por:	Bridgewater Community Healthcare NHS Foundation Trust; Mid and South Essex University Hospitals Group, University Hospital NHS Foundation Trust	**DOI:**	10.3934/publichealth.2023004
Data:	2023 Feb 7	**Site:**	PMC (PubMed Central)
Editora:	AIMS Public Health		

[s60] - https://pmc.ncbi.nlm.nih.gov/articles/PMC8489050/

Autor:	Mutsuhiro Nakao, Kentaro Shirotsuki, Nagisa Sugaya	**Título:**	Cognitive–behavioral therapy for management of mental health and stress-related disorders: Recent advances in techniques and technologies
DOI:	10.1186/s13030-021-00219-w	**Data:**	2021 Oct 3
Site:	PubMed Central (PMC)	**Editora:**	BioPsychoSocial Medicine

[s61] - https://pmc.ncbi.nlm.nih.gov/articles/PMC7082245/

Autor:	Mahesh Shrestha, Julianna Lautenschleger, Neelkamal Soares	**Título:**	Non-pharmacologic management of attention-deficit/hyperactivity disorder in children and adolescents: a review
por:	Western Michigan University Homer Stryker M.D. School of Medicine	**DOI:**	10.21037/tp.2019.10.01
Data:	2020 Feb	**Site:**	PubMed Central (PMC)
Editora:	Translational Pediatrics		

[s62] - https://pmc.ncbi.nlm.nih.gov/articles/PMC4403871/

Autor:	John T Mitchell, Lidia Zylowska, Scott H Kollins	**Título:**	Mindfulness Meditation Training for Attention-Deficit/Hyperactivity Disorder in Adulthood: Current Empirical Support, Treatment Overview, and Future Directions
por:	Duke University Medical Center, Department of Psychiatry and Behavioral Sciences; University of California Santa Cruz; University of California Los Angeles	**DOI:**	10.1016/j.cbpra.2014.10.002
Data:	2015 May	**Site:**	PubMed Central (PMC)
Editora:	Cognitive and behavioral practice		

[s63] - https://pmc.ncbi.nlm.nih.gov/articles/PMC7082245/

Autor:	Mahesh Shrestha, Julianna Lautenschleger, Neelkamal Soares	**Título:**	Non-pharmacologic management of attention-deficit/hyperactivity disorder in children and adolescents: a review
por:	Western Michigan University Homer Stryker M.D. School of Medicine	**DOI:**	10.21037/tp.2019.10.01
Data:	2020 Feb	**Site:**	PubMed Central (PMC)
Editora:	Translational Pediatrics		

[s64] - https://pmc.ncbi.nlm.nih.gov/articles/PMC6823216/
Autor: Thawatchai Krisanaprakornkit, Chetta Ngamjarus, Chartree Witoonchart, Nawanant Piyavhatkul
Título: Meditation therapies for attention-deficit/hyperactivity disorder (ADHD)
DOI: 10.1002/14651858.CD006507.pub2
Data: 2010 Jun 16
Site PubMed Central (PMC)
Editora: The Cochrane Database of Systematic Reviews

[s65] - https://pmc.ncbi.nlm.nih.gov/articles/PMC7082245/
Autor: Mahesh Shrestha, Julianna Lautenschleger, Neelkamal Soares
Título: Non-pharmacologic management of attention-deficit/hyperactivity disorder in children and adolescents: a review
por: Western Michigan University Homer Stryker M.D. School of Medicine
DOI: 10.21037/tp.2019.10.01
Data: 2020 Feb
Site: PMC
Editora: Translational Pediatrics

[s66] - https://www.nimh.nih.gov/health/publications/adhd-what-you-need-to-know
Título: ADHD in Adults: 4 Things to Know
por: National Institute of Mental Health (NIMH)
Site: National Institute of Mental Health (NIMH)

[s67] - https://pmc.ncbi.nlm.nih.gov/articles/PMC3874265/
Autor: Susan E Sprich, Laura E Knouse, Christine Cooper-Vince, Jennifer Burbridge, Steven A Safren
Título: Description and Demonstration of CBT for ADHD in Adults
por: Massachusetts General Hospital and Harvard Medical School
DOI: 10.1016/j.cbpra.2009.09.002
Data: 2012 Feb 1
Site: PubMed Central (PMC)
Editora: Cognitive and behavioral practice

[s68] - https://pmc.ncbi.nlm.nih.gov/articles/PMC6494390/
Autor: Pablo Luis Lopez, Fernando Manuel Torrente, Agustín Ciapponi, Alicia Graciela Lischinsky, Marcelo Cetkovich-Bakmas, Juan Ignacio Rojas, Marina Romano, Facundo F Manes
Título: Cognitive-behavioural interventions for attention deficit hyperactivity disorder (ADHD) in adults
DOI: 10.1002/14651858.CD010840.pub2
Data: 2018 Mar 23
Site: PubMed Central (PMC)
Editora: The Cochrane Database of Systematic Reviews

[s69] - https://pmc.ncbi.nlm.nih.gov/articles/PMC10173356/
Autor: Alisa R Kosheleff, Oren Mason, Rakesh Jain, Jennifer Koch, Jonathan Rubin
Título: Functional Impairments Associated With ADHD in Adulthood and the Impact of Pharmacological Treatment
por: Supernus Pharmaceuticals, Inc., Attention MD, Michigan State University College of Human Medicine, Texas Tech University School of Medicine
DOI: 10.1177/10870547231158572
Data: 2023 Mar 6
Site: PubMed Central (PMC)
Editora: Journal of Attention Disorders

[s70] - https://pmc.ncbi.nlm.nih.gov/articles/PMC3724232/

Autor:	Timothy E Wilens, Thomas J Spencer	**Título:**	Understanding Attention-Deficit/ Hyperactivity Disorder From Childhood to Adulthood
por:	Clinical Research Program in Pediatric Psychopharmacology, Massachusetts General Hospital and Harvard Medical School, Boston, MA	**DOI:**	10.3810/pgm.2010.09.2206
Data:	2010 Sep	**Site:**	PubMed Central (PMC)
Editora:	Postgraduate medicine		

[s71] - https://pmc.ncbi.nlm.nih.gov/articles/PMC5617155/

Autor:	Carlos Canela, Anna Buadze, Anish Dube, Dominique Eich, Michael Liebrenz	**Título:**	Skills and compensation strategies in adult ADHD – A qualitative study
por:	PubMed Central (PMC)	**DOI:**	10.1371/journal.pone.0184964
Data:	2017 Sep 27	**Site:**	pmc.ncbi.nlm.nih.gov
Editora:	PLoS ONE		

[s72] - https://pmc.ncbi.nlm.nih.gov/articles/PMC10173356/

Autor:	Alisa R Kosheleff, Oren Mason, Rakesh Jain, Jennifer Koch, Jonathan Rubin	**Título:**	Functional Impairments Associated With ADHD in Adulthood and the Impact of Pharmacological Treatment
por:	Supernus Pharmaceuticals, Inc., Attention MD, Michigan State University College of Human Medicine, Texas Tech University School of Medicine	**DOI:**	10.1177/10870547231158572
Data:	2023 Mar 6	**Site:**	PMC
Editora:	SAGE Publications		

[s73] - https://pmc.ncbi.nlm.nih.gov/articles/PMC8818094/

Autor:	Nadia Butler, Zara Quigg, Rebecca Bates, Lisa Jones, Emma Ashworth, Steve Gowland, Margaret Jones	**Título:**	The Contributing Role of Family, School, and Peer Supportive Relationships in Protecting the Mental Wellbeing of Children and Adolescents
por:	Public Health Institute, Liverpool John Moores University; School of Psychology, Liverpool John Moores University; Sefton Council	**DOI:**	10.1007/s12310-022-09502-9
Data:	2022 Feb 6	**Site:**	PMC (PubMed Central)

[s74] - https://pubmed.ncbi.nlm.nih.gov/33067364/

Autor:	Dziura SL;Thompson JC	**Título:**	Temporal Dynamics of the Neural Representation of Social Relationships
DOI:	10.1523/JNEUROSCI.2818-19.2020	**Data:**	11/18/2020
Site:	PubMed	**Editora:**	J Neurosci

[s75] - https://pmc.ncbi.nlm.nih.gov/articles/PMC3150158/

Autor:	Debra Umberson, Jennifer Karas Montez	**Título:**	Social Relationships and Health: A Flashpoint for Health Policy
por:	National Center for Biotechnology Information (NCBI)	**DOI:**	10.1177/0022146510383501
Data:	2010	**Site:**	PubMed Central (PMC)
Editora:	Journal of health and social behavior		

[s76] - https://pmc.ncbi.nlm.nih.gov/articles/PMC6388234/

Autor:	Viniece Jennings, Omoshalewa Bamkole	**Título:**	The Relationship between Social Cohesion and Urban Green Space: An Avenue for Health Promotion
por:	USDA Forest Service, Emory University	**DOI:**	10.3390/ijerph16030452
Data:	2019 Feb 4	**Site:**	PubMed Central (PMC)
Editora:	International Journal of Environmental Research and Public Health		

[s77] - https://pmc.ncbi.nlm.nih.gov/articles/PMC5480897/

Autor:	Brooke C Feeney, Nancy L Collins	**Título:**	New Look at Social Support: A Theoretical Perspective on Thriving through Relationships
DOI:	10.1177/1088868314544222	**Data:**	2014 Aug 14
Site:	PubMed Central (PMC)		

[s78] - https://pubmed.ncbi.nlm.nih.gov/16451502/

Autor:	L McKeown	**Título:**	Social relations and breath odour
por:	National Center for Biotechnology Information (NCBI)	**DOI:**	10.1034/j.1601-5037.2003.00056.x
Data:	2003 Nov	**Site:**	PubMed
Editora:	Int J Dent Hyg		

[s79] - https://pmc.ncbi.nlm.nih.gov/articles/PMC10156575/

Autor:	Michelle Ogrodnik, Sameena Karsan, Brandon Malamis, Matthew Kwan, Barbara Fenesi, Jennifer J Heisz	**Título:**	Exploring Barriers and Facilitators to Physical Activity in Adults with ADHD: A Qualitative Investigation
por:	PMC (PubMed Central)	**DOI:**	10.1007/s10882-023-09908-6
Data:	2023 May 4	**Site:**	PMC (PubMed Central)
Editora:	Journal of Developmental and Physical Disabilities		

[s80] - https://pmc.ncbi.nlm.nih.gov/articles/PMC10819297/

Autor:	Alexandra Martín-Rodríguez, Laura Augusta Gostian-Ropotin, Ana Isabel Beltrán-Velasco, Noelia Belando-Pedreño, Juan Antonio Simón, Clara López-Mora, Eduardo Navarro-Jimé nez, José Francisco Tornero-Aguilera, Vicente Javier Clemente-Suárez	**Título:**	Sporting Mind: The Interplay of Physical Activity and Psychological Health
por:	Universidad Europea de Madrid, Nebrija University, Universidad Polité cnica de Madrid, Universidad Europea de Valencia, Universidad Simón Bolí var, Universidad de la Costa	**DOI:**	10.3390/sports12010037
Data:	2024 Jan 22	**Site:**	PubMed Central (PMC)
Editora:	MDPI		

[s81] - https://pmc.ncbi.nlm.nih.gov/articles/PMC9996838/

Autor: Rebekah A Mack, Caroline E Stanton, Marissa R Carney
Título: The importance of including occupational therapists as part of the multidisciplinary team in the management of eating disorders: a narrative review incorporating lived experience
por: The Johns Hopkins Hospital; Prisma Health Kidnetics
DOI: 10.1186/s40337-023-00763-6
Data: 2023 Mar 9
Site: PMC (PubMed Central)
Editora: Journal of Eating Disorders

[s82] - https://pmc.ncbi.nlm.nih.gov/articles/PMC8125471/

Autor: Marcia P Jimenez, Nicole V DeVille, Elise G Elliott, Jessica E Schiff, Grete E Wilt, Jaime E Hart, Peter James
Título: Associations between Nature Exposure and Health: A Review of the Evidence
DOI: 10.3390/ijerph18094790
Data: 2021 Apr 30
Site: PubMed Central (PMC)
Editora: MDPI

[s83] - https://pmc.ncbi.nlm.nih.gov/articles/PMC9916207/

Autor: Susan Hutchinson, Douglas Kleiber
Título: On Time, Leisure, and Health in Retirement: Implications for Public Health Services
DOI: 10.3390/ijerph20032490
Data: 2023 Jan 30
Site: PubMed Central (PMC)
Editora: International Journal of Environmental Research and Public Health

---

[s84] - https://pmc.ncbi.nlm.nih.gov/articles/PMC2863117/

Autor: Sarah D Pressman, Karen A Matthews, Sheldon Cohen, Lynn M Martire, Michael Scheier, Andrew Baum, Richard Schulz
Título: Association of Enjoyable Leisure Activities With Psychological and Physical Well-Being
por: PubMed Central (PMC)
DOI: 10.1097/PSY.0b013e3181ad7978
Data: 2009 Jul 10
Site: PMC
Editora: Psychosomatic medicine

[s85] - https://pubmed.ncbi.nlm.nih.gov/18928347/

Autor: Langberg JM; Epstein JN; Graham AJ
Título: Organizational-skills interventions in the treatment of ADHD
DOI: 10.1586/14737175.8.10.1549
Data: 2008 Oct
Site: PubMed
Editora: Expert Rev Neurother

[s86] - https://pmc.ncbi.nlm.nih.gov/articles/PMC3874265/

Autor: Susan E Sprich, Laura E Knouse, Christine Cooper-Vince, Jennifer Burbridge, Steven A Safren
Título: Description and Demonstration of CBT for ADHD in Adults
por: Massachusetts General Hospital and Harvard Medical School
DOI: 10.1016/j.cbpra.2009.09.002
Data: 2012 Feb 1
Site: PubMed Central (PMC)
Editora: Cognitive and behavioral practice

[s87] - https://pmc.ncbi.nlm.nih.gov/articles/PMC6494390/

Autor:	Pablo Luis Lopez, Fernando Manuel Torrente, Agustín Ciapponi, Alicia Graciela Lischinsky, Marcelo Cetkovich-Bakmas, Juan Ignacio Rojas, Marina Romano, Facundo F Manes	**Título:**	Cognitive-behavioural interventions for attention deficit hyperactivity disorder (ADHD) in adults
DOI:	10.1002/14651858.CD010840.pub2	**Data:**	2018 Mar 23
Site:	PubMed Central (PMC)	**Editora:**	The Cochrane Database of Systematic Reviews

[s88] - https://pmc.ncbi.nlm.nih.gov/articles/PMC6406620/

Autor:	Consuelo M Kreider, Sharon Medina, Mackenzi R Slamka	**Título:**	Strategies for Coping with Time-Related and Productivity Challenges of Young People with Learning Disabilities and Attention-Deficit/ Hyperactivity Disorder
por:	Department of Occupational Therapy, University of Florida	**DOI:**	10.3390/children6020028
Data:	2019 Feb 13	**Site:**	PMC
Editora:	Children		

[s89] - https://pubmed.ncbi.nlm.nih.gov/20231319/

Autor:	Solanto MV;Marks DJ;Wasserstein J; Mitchell K;Abikoff H;Alvir JM; Kofman MD	**Título:**	Efficacy of meta-cognitive therapy for adult ADHD
por:	PubMed	**DOI:**	10.1176/appi.ajp.2009.09081123
Data:	2010 Aug	**Site:**	PubMed
Editora:	Am J Psychiatry		

[s90] - https://pmc.ncbi.nlm.nih.gov/articles/PMC2909688/

Autor:	Laura E Knouse, Steven A Safren	**Título:**	Current Status of Cognitive Behavioral Therapy for Adult Attention-Deficit Hyperactivity Disorder
por:	Massachusetts General Hospital and Harvard Medical School	**DOI:**	10.1016/j.psc.2010.04.001
Data:	2010 Sep	**Site:**	PubMed Central (PMC)
Editora:	The Psychiatric clinics of North America		

[s91] - https://dx.doi.org/10.1186/1478-7547-12-23

Autor:	Bryant, Jamie; Sanson-Fisher, Rob; Walsh, Justin; Stewart, Jessica	**Título:**	Health research priority setting in selected high income countries: a narrative review of methods used and recommendations for future practice
por:	BioMed Central	**DOI:**	10.1186/1478-7547-12-23
Data:	2014-11-18	**Site:**	Cost Effectiveness and Resource Allocation
Editora:	BioMed Central Ltd.		

[s92] - https://pmc.ncbi.nlm.nih.gov/articles/PMC4282137/

Autor:	Philip Shaw, Argyris Stringaris, Joel Nigg, Ellen Leibenluft	**Título:**	Emotional dysregulation and Attention-Deficit/Hyperactivity Disorder
DOI:	10.1176/appi.ajp.2013.13070966	**Data:**	2014 Mar
Site:	PubMed Central (PMC)	**Editora:**	The American journal of psychiatry

[s93] - https://pmc.ncbi.nlm.nih.gov/articles/PMC6938720/

Autor:	John T Mitchell, F Joseph McClernon, Jean C Beckham, Richard A Brown, Carl W Lejuez, Scott H Kollins	**Título:**	Smoking abstinence effects on emotion dysregulation in adult cigarette smokers with and without attention-deficit/hyperactivity disorder
DOI:	10.1016/j.drugalcdep.2019.107594	**Data:**	2019 Sep 27
Site:	PubMed Central (PMC)	**Editora:**	Drug and alcohol dependence

[s94] - https://pmc.ncbi.nlm.nih.gov/articles/PMC4694553/

Autor:	Vania Modesto-Lowe, Pantea Farahmand, Margaret Chaplin, Lauren Sarro	**Título:**	Does mindfulness meditation improve attention in attention deficit hyperactivity disorder?
DOI:	10.5498/wjp.v5.i4.397	**Data:**	2015 Dec 22
Site:	PubMed Central (PMC)	**Editora:**	World Journal of Psychiatry

[s95] - https://pmc.ncbi.nlm.nih.gov/articles/PMC4403871/

Autor:	John T Mitchell, Lidia Zylowska, Scott H Kollins	**Título:**	Mindfulness Meditation Training for Attention-Deficit/Hyperactivity Disorder in Adulthood: Current Empirical Support, Treatment Overview, and Future Directions
por:	Duke University Medical Center, Department of Psychiatry and Behavioral Sciences; University of California Santa Cruz; University of California Los Angeles	**DOI:**	10.1016/j.cbpra.2014.10.002
Data:	2015 May	**Site:**	PubMed Central (PMC)
Editora:	Cognitive and behavioral practice		

[s96] - https://pmc.ncbi.nlm.nih.gov/articles/PMC2894421/

Autor:	Amy FT Arnsten	**Título:**	The Emerging Neurobiology of Attention Deficit Hyperactivity Disorder: The Key Role of the Prefrontal Association Cortex
por:	Department of Neurobiology, Yale University School of Medicine	**DOI:**	10.1016/j.jpeds.2009.01.018
Data:	2009 May 1	**Site:**	PubMed Central (PMC)
Editora:	The Journal of pediatrics		

[s97] - https://pmc.ncbi.nlm.nih.gov/articles/PMC6850677/

Autor:	Luisa Weiner, Nader Perroud, Sé bastien Weibel	**Título:**	Attention Deficit Hyperactivity Disorder And Borderline Personality Disorder In Adults: A Review Of Their Links And Risks
DOI:	10.2147/NDT.S192871	**Data:**	2019 Nov 8
Site:	PubMed Central (PMC)	**Editora:**	Neuropsychiatric Disease and Treatment

[s98] - https://pmc.ncbi.nlm.nih.gov/articles/PMC8020774/

Autor:	Patrick J Smith, Rhonda M Merwin	**Título:**	The Role of Exercise in Management of Mental Health Disorders: An Integrative Review
por:	Duke University Medical Center	**DOI:**	10.1146/annurev-med-060619-022943
Data:	2020 Nov 30	**Site:**	PubMed Central (PMC)
Editora:	Annual review of medicine		

[s99] - https://pmc.ncbi.nlm.nih.gov/articles/PMC10087816/

Autor:	Jordan Stellern, Ke Bin Xiao, Erin Grennell, Marcos Sanches, Joshua L Gowin, Matthew E Sloan	**Título:**	Emotion regulation in substance use disorders: a systematic review and meta-analysis
DOI:	10.1111/add.16001	**Data:**	2022 Aug 11
Site:	PubMed Central (PMC)	**Editora:**	Addiction (Abingdon, England)

[s100] - https://pmc.ncbi.nlm.nih.gov/articles/PMC10221503/

Autor:	Marina Martin-Moratinos, Marcos Bella-Fernández, Hilario Blasco-Fontecilla	**Título:**	Effects of Music on Attention-Deficit/ Hyperactivity Disorder (ADHD) and Potential Application in Serious Video Games: Systematic Review
DOI:	10.2196/37742	**Data:**	2023 May 12
Site:	PubMed Central (PMC)	**Editora:**	Journal of Medical Internet Research

[s101] - https://pmc.ncbi.nlm.nih.gov/articles/PMC2880630/

Autor:	Peter A Wyman, Wendi Cross, C Hendricks Brown, Qin Yu, Xin Tu, Shirley Eberly	**Título:**	Intervention to Strengthen Emotional Self-Regulation in Children with Emerging Mental Health Problems: Proximal Impact on School Behavior
por:	University of Rochester, School of Medicine and Dentistry; University of Miami	**DOI:**	10.1007/s10802-010-9398-x
Data:	2010 Jul	**Site:**	PubMed Central (PMC)
Editora:	Journal of abnormal child psychology		

[s102] - https://pmc.ncbi.nlm.nih.gov/articles/PMC2854309/

Autor:	Paulo A Graziano, Susan D Calkins, Susan P Keane	**Título:**	Toddler self-regulation skills predict risk for pediatric obesity
DOI:	10.1038/ijo.2009.288	**Data:**	2010 Jan 12
Site:	PubMed Central (PMC)	**Editora:**	International journal of obesity (2005)

[s103] - https://pmc.ncbi.nlm.nih.gov/articles/PMC2998793/

Autor:	Todd B Kashdan	**Título:**	Psychological Flexibility as a Fundamental Aspect of Health
por:	George Mason University, University of South Florida	**DOI:**	10.1016/j.cpr.2010.03.001
Data:	2010 Nov 1	**Site:**	PubMed Central (PMC)
Editora:	Clinical psychology review		

[s104] - https://pmc.ncbi.nlm.nih.gov/articles/PMC4195639/

Autor:	Ylva Ginsberg, Javier Quintero, Ernie Anand, Marta Casillas, Himanshu P Upadhyaya	**Título:**	Underdiagnosis of Attention-Deficit/ Hyperactivity Disorder in Adult Patients: A Review of the Literature
por:	Eli Lilly	**DOI:**	10.4088/PCC.13r01600
Data:	2014 Jun 12	**Site:**	PubMed Central (PMC)
Editora:	The Primary Care Companion for CNS Disorders		

[s105] - https://pmc.ncbi.nlm.nih.gov/articles/PMC3724232/

Autor:	Timothy E Wilens, Thomas J Spencer	**Título:**	Understanding Attention-Deficit/ Hyperactivity Disorder From Childhood to Adulthood
por:	Clinical Research Program in Pediatric Psychopharmacology, Massachusetts General Hospital and Harvard Medical School, Boston, MA	**DOI:**	10.3810/pgm.2010.09.2206
Data:	2010 Sep	**Site:**	PubMed Central (PMC)
Editora:	Postgraduate medicine		

Fontes de imagem

As imagens não listadas são de criação própria ou foram adquiridas com licença apropriada. Todos os direitos estão reservados para essas imagens.

Para todas as outras imagens listadas aqui:
Nenhuma das imagens foi modificada, apenas a resolução foi ajustada. Na versão eBook, as imagens foram compiladas em colagens numeradas. Todas as imagens permanecem sujeitas à sua licença original e são usadas de acordo com seus respectivos termos de licença. Se você descobrir erros de atribuição ou outras discrepâncias, entre em contato conosco.

Data da revisão final da imagem: 2025-02-17.

Licença utilizada

CC0	http://creativecommons.org/publicdomain/zero/1.0/deed.en

Créditos de imagem

[i1] - 001_001_001_image_elektroenzephalogramm.jpeg
https://upload.wikimedia.org/wikipedia/commons/b/bf/EEG_cap.jpg

Date:	12 June 2010	**por:**	Mark viking
Artista:	Thuglas	**License:**	Public domain

[i2] - 001_001_001_image_neuropsychologische_tests.jpeg
https://upload.wikimedia.org/wikipedia/commons/f/fc/Rey-osterreith_example.jpg

Date:	8 May 2008, 12:07:02	**por:**	Garrondo
Artista:	garrondo	**License:**	Public domain

[i3] - 001_001_001_image_schilddruese.jpeg
https://upload.wikimedia.org/wikipedia/commons/a/a3/Illu_thyroid_parathyroid.jpg

Date:	2014-06-04	**por:**	CFCF
License:	Public domain		

[i4] - 001_001_001_image_blutuntersuchung.jpeg
https://upload.wikimedia.org/wikipedia/commons/e/e2/Blood_Types.jpg

Date:	2023-08-02	**por:**	Bondarev.gal
License:	CC0		

[i5] - 001_001_002_image_strooptest.jpeg
https://upload.wikimedia.org/wikipedia/commons/3/37/Test_de_Stroop_%28expr%C3%A9s%29.png

Date:	2000-01-01	**por:**	JasonA34
License:	CC0		

[i6] - 001_002_002_image_schlafstoerung.jpeg
https://upload.wikimedia.org/wikipedia/commons/b/b7/53-aspetti_di_vita_quotidiana%2C_insonnia%2C_Taccuino_Sanitatis%2C.jpg

por:	Sailko	**Artista:**	unknown master
License:	Public domain		

[i7] - 001_003_001_image_depression.jpeg
https://upload.wikimedia.org/wikipedia/commons/5/54/Depression-loss_of_loved_one.jpg

Date:	2009-04-15	**por:**	Baker131313
License:	Public domain		

[i8] - 001_003_001_image_epilepsie.jpeg
https://upload.wikimedia.org/wikipedia/commons/c/c3/Cerebral_Atrophy_Partial_Epilepsy_Right_Hemiplegia.jpg

Date:	1878-12-31	**por:**	Possibly
Artista:	Paul-Marie-Léon Regnard	**License:**	Public domain

[i9] - 001_003_001_image_zwangsstoerung.jpeg
https://upload.wikimedia.org/wikipedia/commons/b/bf/OCD_handwash_%281%29.jpg

Date:	2008-05-24	**por:**	Cooldudeseven7
License:	Public domain		

[i10] - 002_001_001_image_kalender.jpeg
https://upload.wikimedia.org/wikipedia/commons/a/a8/1914-julian-gregorian-calendar-Greek-French.jpg

Date:	1914	**por:**	Flashdart2
Artista:	Unknown authorUnknown author	**License:**	Public domain

[i11] - 002_001_001_image_laermschutzkopfhoerer.jpeg
https://upload.wikimedia.org/wikipedia/commons/f/fd/Bose_QC2_in_Case_1.jpg

Date:	12 August 2005	**por:**	File Upload Bot (Magnus Manske)
Artista:	Mark Kim	**License:**	Public domain

[i12] - 002_001_001_image_schreibtisch.jpeg
https://upload.wikimedia.org/wikipedia/commons/1/13/Abbotsford_House_Study_Room.jpg

Date:	2018-03-06	**por:**	Σπάρτακος
Artista:	Michael D Beckwith	**License:**	CC0

[i13] - 002_001_001_image_stehpult.jpeg
https://upload.wikimedia.org/wikipedia/commons/4/48/Dmitri_Mendeleev%27s_standing_desk.jpg

Date:	2017-08-23	**por:**	Scotted400
License:	CC0		

[i14] - 002_001_002_image_timer.jpeg
https://upload.wikimedia.org/wikipedia/commons/e/e0/Farberware-Minute-Timer-White.jpg

Date:	2010-09-05	**por:**	Evan-Amos
License:	Public domain		

[i15] - 002_001_002_image_aufgabenliste.jpeg
https://upload.wikimedia.org/wikipedia/commons/b/b9/To_do_list_%2828123133694%29.jpg

Date:	2016-08-03	**por:**	Юрий Д.К.
Artista:	freestocks.org	**License:**	CC0

[i16] - 002_001_003_image_ergonomischer_stuhl.jpeg
https://upload.wikimedia.org/wikipedia/commons/8/8a/Prototype_ergonomic_office_chair%2C_V%26A_London.jpg

Date:	2024-04-01	**por:**	14GTR
License:	CC0		

[i17] - 002_001_003_image_inbox_zero.jpeg
https://upload.wikimedia.org/wikipedia/commons/9/93/Inbox_%26_Outbox.jpg

Date:	2016-01-13	**por:**	Pius
Artista:	philippechazal	**License:**	CC0

[i18] - 002_001_003_image_zellenbuero.jpeg
https://upload.wikimedia.org/wikipedia/commons/c/ce/Cubicle_land.jpg

Date:	2 June 2006	**por:**	Yonidebest
Artista:	Larsinio	**License:**	Public domain

[i19] - 002_002_001_image_produktivitaet.jpeg
https://upload.wikimedia.org/wikipedia/commons/0/02/52d_FW_innovation_team_betters_workflow%2C_quality_of_life_%285938943%29.jpg

Date:	Taken	**por:**	OptimusPrimeBot
Artista:	Valerie Seelye	**License:**	Public domain

[i20] - 002_002_002_image_ergotherapeut.jpeg
https://upload.wikimedia.org/wikipedia/commons/d/dd/Occupational_therapist_adjusts_a_handsplint.jpg

Date:	1984	**por:**	Ruff tuff cream puff
Artista:	National Institutes of Health	**License:**	Public domain

[i21] - 002_002_003_image_konfliktloesung.jpeg
https://upload.wikimedia.org/wikipedia/commons/4/46/Conflict_Resolution_in_Human_Evolution.jpg

Date:	2010-10-22	**por:**	Xavier Dengra
Artista:	Asachs	**License:**	Public domain

[i22] - 002_003_001_image_frustration.jpeg
https://upload.wikimedia.org/wikipedia/commons/6/6d/TrafficJamFrustration.jpg

Date:	2015-06-22	**por:**	Raysonho
License:	CC0		

[i23] - 002_003_001_image_selbstbewusstsein.jpeg
https://upload.wikimedia.org/wikipedia/commons/f/fc/Self_Confidence.jpg

Date:	2024-08-10	**por:**	Conbene
License:	CC0		

[i24] - 002_003_002_image_schlafprotokoll.jpeg
https://upload.wikimedia.org/wikipedia/commons/6/6f/Sleep_mask.jpg

Date:	2016-06-21	**por:**	FastilyClone
Artista:	Hbcloud	**License:**	Public domain

[i25] - 002_003_003_image_projektmanagementsoftware.jpeg
https://upload.wikimedia.org/wikipedia/commons/a/a4/Project_screen.jpg

Date:	2011-01-04	**por:**	Damir Zakiev
License:	Public domain		

[i26] - 003_001_001_image_amfetamin.jpeg
https://upload.wikimedia.org/wikipedia/commons/4/49/Amphetamine_and_P2P.png

Date:	2007-07	**por:**	Ring0
Artista:	U.S. Drug Enforcement Agency	**License:**	Public domain

[i27] - 003_001_001_image_dopamin.jpeg
https://upload.wikimedia.org/wikipedia/commons/d/d1/Dopamine-3D-struct.png

Date:	22 September 2009	**por:**	File Upload Bot (Magnus Manske)
Artista:	Chemgirl131	**License:**	Public domain

[i28] - 003_001_001_image_methylphenidat.jpeg
https://upload.wikimedia.org/wikipedia/commons/0/00/Methylphenidat_generics_germany.jpg

Date:	2009-11-05	**por:**	Alcibiades
License:	Public domain		

[i29] - 003_001_001_image_antidepressiva.jpeg
https://upload.wikimedia.org/wikipedia/commons/4/4f/Remeron.jpg

Date:	2023-03-28	**por:**	Telaneo
License:	CC0		

[i30] - 003_001_001_image_atomoxetin.jpeg
https://upload.wikimedia.org/wikipedia/commons/8/8b/Atomoxetine_molecule_ball.png

Date:	2015-02-04	**por:**	Jynto
License:	CC0		

[i31] - 003_001_002_image_arztpatientenbeziehung.jpeg
https://upload.wikimedia.org/wikipedia/commons/1/13/Doctor_explains_x-ray_to_patient.jpg

Date:	2008-10	**por:**	Fæ
Artista:	Rhoda Baer (photographer)	**License:**	Public domain

[i32] - 003_001_002_image_packungsbeilage.jpeg
https://upload.wikimedia.org/wikipedia/commons/d/d1/Patient_Package_Insert_for_Oral_Contraceptives_%28FDA_079%29_%288249451687%29.jpg

Date:	2012-12-06	**por:**	Nagae Iku
Artista:	The U.S. Food and Drug Administration	**License:**	Public domain

[i33] - 003_001_003_image_muedigkeit.jpeg
https://upload.wikimedia.org/wikipedia/commons/e/e3/Fatigue2.jpg

Date:	13 October 2012	**por:**	Fel23
Artista:	geralt	**License:**	CC0

[i34] - 003_001_003_image_schlaflosigkeit.jpeg
https://upload.wikimedia.org/wikipedia/commons/9/9f/Insomnia_Cookies%2C_Chapel_Hill.jpg

Date:	2015-08-21	**por:**	Mx. Granger
License:	CC0		

[i35] - 003_001_003_image_kopfschmerzen.jpeg
https://upload.wikimedia.org/wikipedia/commons/1/1e/Headache-1557872_960_720.jpg

Date:	2016-07-28	**por:**	U3119842
Artista:	Phee	**License:**	CC0

[i36] - 003_002_002_image_positive_verstaerkung.jpeg
https://upload.wikimedia.org/wikipedia/commons/2/2d/US_Navy_061219-N-1522S-039_Master-at-Arms_3rd_Class_Leslie_Orand_gives_positive_reinforcement_to_Amber%2C_an_explosive_detector_dog%2C_after_completing_her_obstacle_training_course.jpg

Date:	Taken	**por:**	BotMultichillT
Artista:	U.S. Navy photo by Mass Communication Specialist 2nd Class Leah Stiles	**License:**	Public domain

[i37] - 003_002_003_image_meditation.jpeg
https://upload.wikimedia.org/wikipedia/commons/0/00/Meditation_Focus_Point.jpg

Date:	2024-12-12	**por:**	Bondigoldwiki
License:	CC0		

[i38] - 003_002_003_image_yoga.jpeg
https://upload.wikimedia.org/wikipedia/commons/f/fc/Yoga_Room_-_23_RAW-Export_%28Sergej_Majboroda_via_Poly_Haven%29.png

Date:	08.3.2023	**por:**	PantheraLeo1359531
Artista:	https://polyhaven.com/all?a=Sergej%20Majboroda	**License:**	CC0

[i39] - 003_003_001_image_koerperliche_beruehrung.jpeg
https://upload.wikimedia.org/wikipedia/commons/6/62/Human_Touch_%28Unsplash%29.jpg
Date: 2016-05-11 **por:** Fæ
Artista: verophotoart **License:** CC0

[i40] - 003_003_001_image_taichi.jpeg
https://upload.wikimedia.org/wikipedia/commons/c/ca/Haikou_People%27s_Park_-_people_practicing_t%27ai_chi_ch%27uan_%28tai_chi%29_-_01.jpg
Date: 2012-04-17 **por:** Anna Frodesiak
License: CC0

[i41] - 003_003_002_image_biofeedback.jpeg
https://upload.wikimedia.org/wikipedia/commons/b/ba/2009artisticrespdisplay.jpg
Date: 2010 **por:** Fredricshaffer
Artista: Fredric Shaffer, PhD, BCB **License:** Public domain

[i42] - 003_003_002_image_neurofeedback.jpeg
https://upload.wikimedia.org/wikipedia/commons/f/fb/EEG_early_studies_edited.jpg
Date: 2022-04-23 **por:** Ras67
Artista: D Smith **License:** Public domain

[i43] - 003_003_002_image_achtsamkeitstraining.jpeg
https://upload.wikimedia.org/wikipedia/commons/9/98/Sukhesikarama_Mindful_Forest_Meditation_Center.jpg
Date: 2024-02-15 **por:** Cun Cun
License: CC0

[i44] - 003_003_003_image_lachs.jpeg
https://upload.wikimedia.org/wikipedia/commons/e/e3/Box_of_salmon_from_Shiranuka.jpg
Date: 2021-11-18 **por:** Syced
License: CC0

[i45] - 003_003_003_image_makrele.jpeg
https://upload.wikimedia.org/wikipedia/commons/8/88/Maquereaux_etal.jpg
Date: 2004-05-31 **por:** Rex
Artista: Jastrow **License:** Public domain

[i46] - 003_003_003_image_omega3fettsaeuren.jpeg
https://upload.wikimedia.org/wikipedia/commons/f/fb/Sunsplash_omega3_leinsameno.jpg
Date: 2005-08-07 **por:** VisualBeo
Artista: Christian H. **License:** Public domain

[i47] - 004_001_001_image_ablenkungsbewaeltigung.jpeg
https://upload.wikimedia.org/wikipedia/commons/b/b9/KSC-20160502-PH_DNG0001_0021_%2826215002253%29.jpg
Date: 2016-05-02 **por:** Astromessier
Artista: NASA Kennedy **License:** Public domain

[i48] - 004_001_003_image_reflexion.jpeg
https://upload.wikimedia.org/wikipedia/commons/e/ef/Mount_Hood_reflected_in_Mirror_Lake%2C_Oregon.jpg
Date: desconhecido **por:** Holly Cheng
Artista: Oregon's Mt. Hood Territory. **License:** Public domain

[i49] - 004_001_003_image_stressbelastung.jpeg
https://upload.wikimedia.org/wikipedia/commons/6/62/Canva_-_Woman_Feeling_Emotional_Stress.jpg
Date: 2016-07-04 **por:** Carovinc2
Artista: MismibaTinasheMadando **License:** CC0

[i50] - 004_002_001_image_aktives_zuhoeren.jpeg
https://upload.wikimedia.org/wikipedia/commons/0/05/U.S._Navy_Chief_Master-at-Arms_Quincy_Jackson%2C_left%2C_assigned_to_Joint_Task_Force_Guantanamo%2C_instructs_advocate_candidates_in_active_listening_techniques_during_the_practical_portion_of_sexual_assault_victim_090930-N-WX111-018.jpg

Date:	Taken	**por:**	Fæ
Artista:	MC1 Katherine Hofman	**License:**	Public domain

[i51] - 004_002_001_image_empathie.jpeg
https://upload.wikimedia.org/wikipedia/commons/d/d6/Empathy_%2838547088061%29.jpg

Date:	2017-11-07	**por:**	Eyes Roger
Artista:	Giulia Forsythe	**License:**	CC0

[i52] - 004_002_001_image_nonverbale_kommunikation.jpeg
https://upload.wikimedia.org/wikipedia/commons/5/53/PatientCommTbl.png

Date:	2006-12-12	**por:**	Fernando Alonso Vendrell
License:	Public domain		

[i53] - 004_003_001_image_serotonin.jpeg
https://upload.wikimedia.org/wikipedia/commons/f/fa/Serotonin-3D-vdW.png

Date:	2010-01-02	**por:**	Esquilo
License:	Public domain		

[i54] - 004_003_002_image_botanik.jpeg
https://upload.wikimedia.org/wikipedia/commons/7/7f/LotusBud0048a.jpg

Date:	2005-05-05	**por:**	Fg2
License:	Public domain		

[i55] - 004_003_002_image_lebensqualitaet.jpeg
https://upload.wikimedia.org/wikipedia/commons/d/d6/French_bulldog_in_life_jacket.jpg

Date:	2017-08-11	**por:**	W.carter
License:	CC0		

[i56] - 004_003_002_image_museum.jpeg
https://upload.wikimedia.org/wikipedia/commons/f/f0/Louvre_at_night_centered.jpg

Date:	2003	**por:**	Lupo
Artista:	Free On-Line Photos (FOLP)	**License:**	Public domain

[i57] - 004_003_002_image_gruenflaechen.jpeg
https://upload.wikimedia.org/wikipedia/commons/d/d9/Public_Green_Space.jpg

Date:	2007-04-23	**por:**	FlickreviewR 2
Artista:	Alabama Extension	**License:**	CC0

[i58] - 004_003_003_image_konzert.jpeg
https://upload.wikimedia.org/wikipedia/commons/f/f4/Live_music_events_in_Odaiba.jpg

Date:	8 August 2022	**por:**	Syced
License:	CC0		

[i59] - 004_003_003_image_trainingseinheit.jpeg
https://upload.wikimedia.org/wikipedia/commons/1/1c/Soldier_running_in_water.jpg

Date:	Taken	**por:**	Giggy
Artista:	Cpl. Earnest J. Barnes	**License:**	Public domain

[i60] - 005_001_002_image_team.jpeg
https://upload.wikimedia.org/wikipedia/commons/c/c2/Unity_and_Collaboration_Shine_at_48th_IPAMS_and_10th_SELF_in_Fiji_%288599772%29.jpg

Date:	Taken	**por:**	OptimusPrimeBot
Artista:	Andre Taylor	**License:**	Public domain

[i61] - 005_001_002_image_ressourcenbeschraenkungen.jpeg
https://upload.wikimedia.org/wikipedia/commons/5/5f/Wikimania_2024_-_GLAM_Global_Meetup_afternoon_06_-_Resource_and_capacity_constraints.jpg

Date:	2024-08-06	**por:**	Fuzheado
License:	CC0		

[i62] - 005_002_002_image_kognitive_kontrolle.jpeg
https://upload.wikimedia.org/wikipedia/commons/2/27/Cognitive_Performance_%288638271%29.jpg

Date:	Taken	**por:**	OptimusPrimeBot
Artista:	Nathan Baker	**License:**	Public domain

[i63] - 005_002_002_image_sport.jpeg
https://upload.wikimedia.org/wikipedia/commons/9/92/Youth-soccer-indiana.jpg

Date:	17 September 2005	**por:**	Tysto
License:	Public domain		

[i64] - 005_002_002_image_suchterkrankungen.jpeg
https://upload.wikimedia.org/wikipedia/commons/9/91/Brain_metabolism_and_drug_addiction.jpg

Date:	desconhecido	**por:**	Seppi333
Artista:	Drs. Nora Volkow and Heinrich Schelbert, National Institutes of Health (NIH)	**License:**	Public domain

[i65] - 005_002_002_image_suchttherapie.jpeg
https://upload.wikimedia.org/wikipedia/commons/d/d3/Keeley_Institute_%281909%29_%28ADVERT_207%29.jpeg

Date:	1909	**por:**	BMacZeroBot
Artista:	Keeley Institute	**License:**	Public domain

[i66] - 005_002_003_image_entspannungstechniken.jpeg
https://upload.wikimedia.org/wikipedia/commons/2/28/Gustave_Courbet_027.jpg

Date:	2020-07-07	**por:**	Pyb
License:	Public domain		

[i67] - 005_002_003_image_musiktherapie.jpeg
https://upload.wikimedia.org/wikipedia/commons/4/45/Louis_Gallait_-_Power_of_Music_-_Walters_37134.jpg

Date:	circa	**por:**	File Upload Bot (Kaldari)
Artista:	Louis Gallait	**License:**	Public domain

[i68] - 005_002_003_image_gehirn.jpeg
https://upload.wikimedia.org/wikipedia/commons/5/50/Computed_tomography_of_human_brain_-_large.png

Date:	Uploaded	**por:**	Shashi.
Artista:	Mikael Häggström	**License:**	CC0

[i69] - 005_002_003_image_rollenspiel.jpeg
https://upload.wikimedia.org/wikipedia/commons/c/c8/Wuerfel5.jpg

Date:	2005-05-13	**por:**	Darkone
Artista:	Peng	**License:**	Public domain

[i70] - 005_003_001_image_puzzle.jpeg
https://upload.wikimedia.org/wikipedia/commons/d/d4/Pareidolia_in_a_puzzle_piece.jpg

Date:	1980-01-01	**por:**	Dentsinhere43
License:	CC0		

[i71] - 005_003_002_image_zeitmanagement.jpeg
https://upload.wikimedia.org/wikipedia/commons/f/fe/We_Must_Use_Time_AS_a_Tool_Not_As_a_Couch.jpg

Date:	2024-06-19	**por:**	Starkmend
License:	CC0		

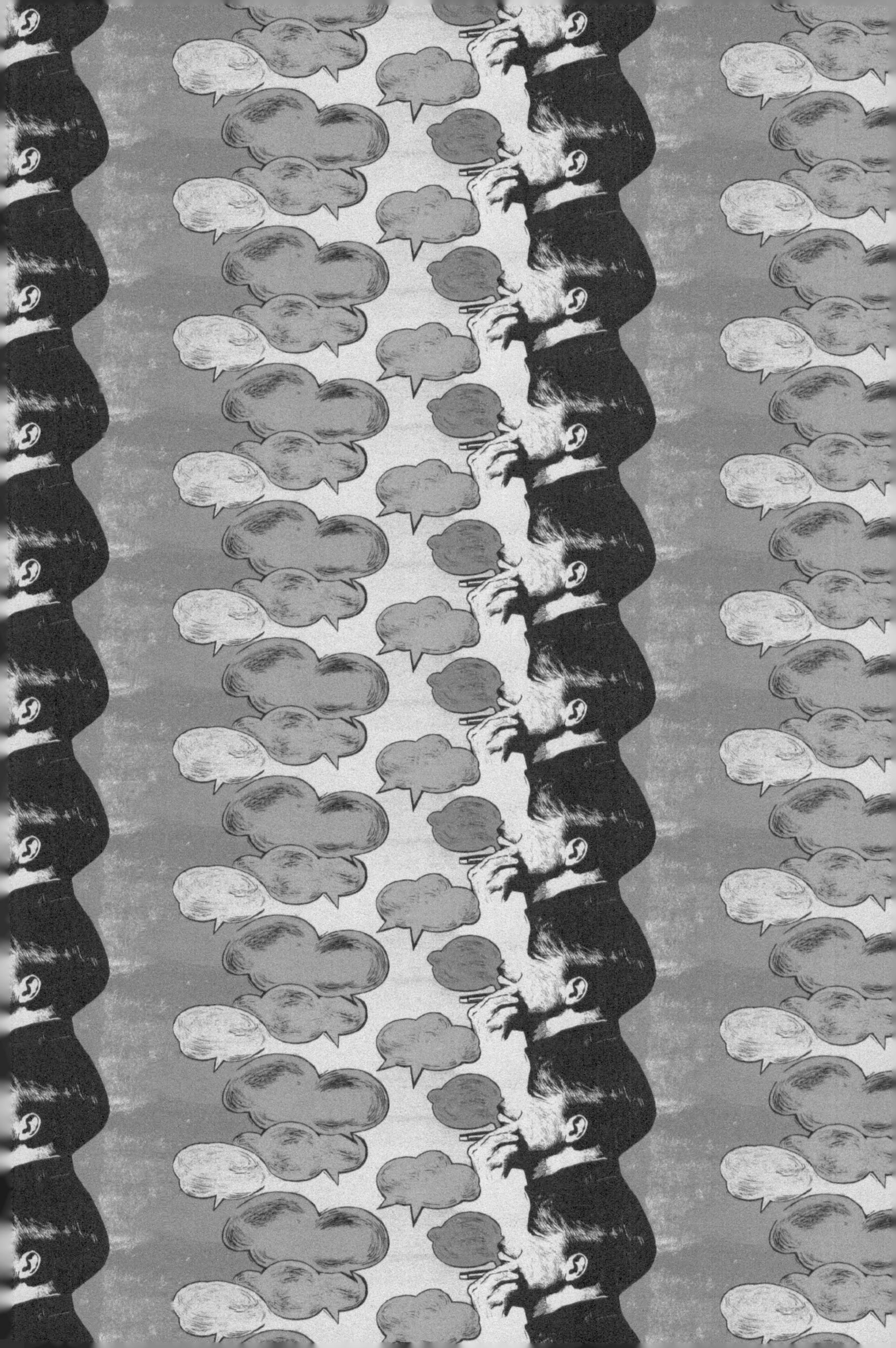

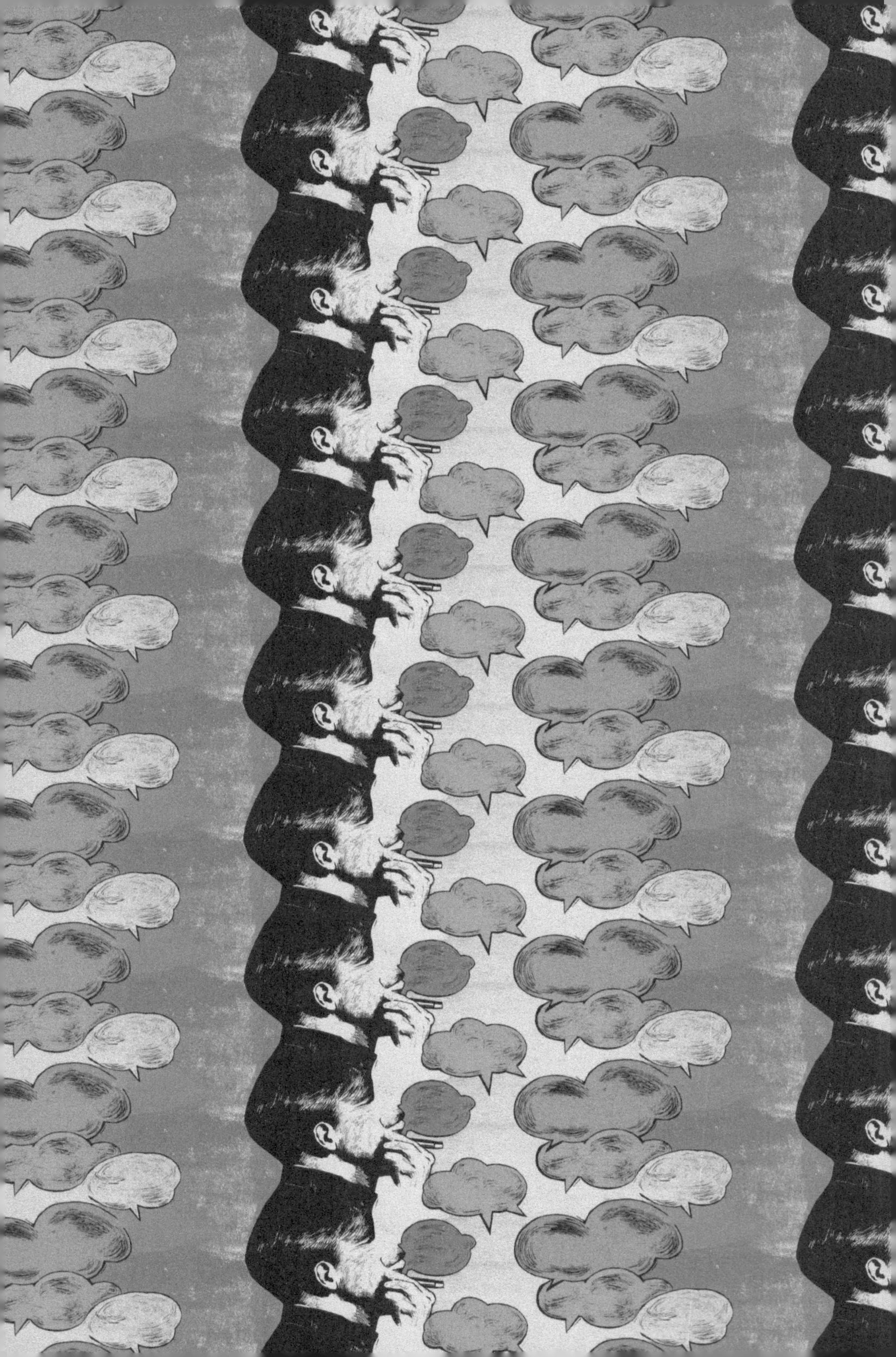

Kolibri 360 GmbH
Ferdinand-Jühlke-Straße 7
99095 Erfurt, Deutschland
produktsicherheit@kolibri360.de